临床实用技术操作掌中宝

主 编：李 辉　范琳燕
副主编：戚正涛　李红梅
编委（以姓氏笔画为序）：
李 晓　宋文集　罗晓阳　黄 菲　曹祖威
蔡建彬　廖 聪　颜嘉欣　潘素芬

SPM 南方出版传媒
广东科技出版社 | 全国优秀出版社
·广州·

图书在版编目（CIP）数据

临床实用技术操作掌中宝/李辉，范琳燕主编. —广州：广东科技出版社，2019.3

ISBN 978-7-5359-7031-2

Ⅰ.临… Ⅱ.①李…②范… Ⅲ.临床医学—技术操作规程 Ⅳ.R4-65

中国版本图书馆CIP数据核字（2018）第272690号

临床实用技术操作掌中宝

LINCHUANG SHIYONG JISHU CAOZUO ZHANGZHONGBAO

责任编辑：马霄行　曾永琳
封面设计：友间文化
责任校对：李云柯
责任印制：彭海波
出版发行：广东科技出版社
　　　　　（广州市环市东路水荫路11号　邮政编码：510075）
http://www.gdstp.com.cn
E-mail：gdkjyxb@gdstp.com.cn（营销）
E-mail：gdkjzbb@gdstp.com.cn（编务室）
经　销：广东新华发行集团股份有限公司
排　版：广州市友间文化传播有限公司
印　刷：佛山市浩文彩色印刷有限公司
　　　　（南海区狮山科技工业园A区　邮政编码：528225）
规　格：850mm×1168mm 1/64　印张4.25　字数100千
版　次：2019年3月第1版
　　　　2019年3月第1次印刷
定　价：29.00元

如发现因印装质量问题影响阅读，请与承印厂联系调换。

前言

临床医疗操作是保证临床诊疗质量的基础,也是住院医师规范化培训以及专科医生培训的考核内容。本书全面详细地论述了临床诊治的基本操作,从临床角度编写了常用的临床各科诊疗技术的操作规程,形成全面完整的临床技能基本规范,且叙述简洁明了,便于理解操作。本书不但可以帮助初级医生在日常的诊断过程当中养成严谨全面、精确少误的病症信息采集习惯,而且可以作为教学医院考核规培医生基本操作标准的参考。

本书之编写成员,均为从事多年临床医疗及教学工作的高年资医生,有着扎实的临床和理论基础及丰富的临床带教经验;编写过程当中汇集了国内外最新的医疗资料,力求给大家奉上更接近世界先进水平的相关医疗操作信息。

  本书可供临床初级、中级医师，进修医师，实习医师，临床研究生，专科培训医生及带教老师使用，可作为医师资格考试、住院医师规范化培训的参考。

编者

2018 年 9 月 19 日

目 录

第一章 内科诊疗技术 ………………………… 1
第一节 胸腔穿刺术 ………………………… 1
第二节 腹腔穿刺术 ………………………… 3
第三节 腰椎穿刺术 ………………………… 6
第四节 骨髓穿刺术 ………………………… 10
第五节 经鼻胃管置入术 …………………… 13
第六节 电子胃镜检查 ……………………… 16

第二章 外科诊疗技术 ………………………… 19
第一节 无菌技术 …………………………… 19
一、无菌技术的概念和原则 ……………… 19
二、几种无菌技术的基本操作法 ………… 21
第二节 外科手术常用器械及其使用 ……… 26
一、手术刀 ………………………………… 26
二、手术剪 ………………………………… 29
三、血管钳 ………………………………… 31
四、手术镊 ………………………………… 32
五、持针钳 ………………………………… 32
六、其他常用钳类器械 …………………… 34

七、牵引钩类 ……………………………… 36
　第三节　外科打结基本技术 ……………………… 38
　　一、结的种类 ……………………………… 38
　　二、打结方法及技术 ……………………… 39
　　三、打结时的注意事项及原则 …………… 40
　　四、正确的剪线方法 ……………………… 44
　第四节　清创缝合术 ……………………………… 45
　第五节　伤口换药术 ……………………………… 48
　第六节　拆线 ……………………………………… 50
　第七节　脓肿切开引流术 ………………………… 53
　第八节　导尿术 …………………………………… 55

第三章　骨科诊疗技术 ……………………………… 58
　第一节　皮肤牵引术 ……………………………… 58
　第二节　骨牵引术 ………………………………… 60
　第三节　骨折手法整复 …………………………… 65
　第四节　脱位复位 ………………………………… 68
　第五节　局部封闭 ………………………………… 71
　第六节　夹板固定 ………………………………… 73
　第七节　石膏绷带技术 …………………………… 76
　第八节　杉树皮夹板制作 ………………………… 80

第四章 妇科诊疗技术 … 83

第一节 妇科检查 … 83
第二节 阴道分泌物检查 … 89
一、标本采集 … 89
二、一般性状检查 … 89
三、清洁度检查 … 90
四、滴虫检查 … 92
五、真菌检查 … 92
六、淋病奈瑟球菌检查 … 93
七、线索细胞及胺试验 … 94

第三节 监测排卵 … 96
第四节 妊娠试验 … 102
第五节 宫颈防癌检查 … 104
一、宫颈刮片检查 … 105
二、薄层液基细胞学检测 … 108

第六节 电子阴道镜检查 … 109
第七节 宫颈活检 … 114
第八节 阴道穹后部穿刺术 … 117
第九节 早孕人工流产术 … 119
一、负压吸引人工流产术 … 119
二、钳刮人工流产术 … 123
三、药物流产术 … 126

第十节 宫内节育器放置术 … 129

第十一节　宫内节育器取出术 ………… 135

第五章　耳鼻喉科诊疗技术 …………… 139
第一节　额镜的使用 …………………… 139
第二节　前鼻镜检查 …………………… 140
第三节　鼻内镜检查 …………………… 141
第四节　间接喉镜检查 ………………… 142
第五节　外耳道异物取出 ……………… 143
第六节　外耳道冲洗 …………………… 144
第七节　鼓膜穿刺术 …………………… 146
第八节　前鼻孔填塞术 ………………… 147
第九节　后鼻孔填塞术 ………………… 148
第十节　鼻骨骨折复位术 ……………… 150
第十一节　鼻腔异物取出术 …………… 151
第十二节　上颌窦穿刺冲洗术 ………… 152
第十三节　咽部异物取出术 …………… 154
第十四节　咽部脓肿穿刺抽脓术 ……… 156
第十五节　耳、鼻部外伤清创缝合术 … 157

第六章　眼底检查技术 ………………… 159
一、直接检眼镜检查法 ………………… 162
二、间接检眼镜检查法 ………………… 168
三、裂隙灯显微镜眼底检查法 ………… 171

第七章　急诊诊疗技术 …… 173
- 第一节　心肺复苏术 …… 173
- 第二节　心脏电复律和除颤 …… 177
- 第三节　脊柱固定与搬运 …… 181
- 第四节　经口气管插管术 …… 189
- 第五节　气管切开术 …… 195
- 第六节　胸腔闭式引流术 …… 198
- 第七节　电动洗胃 …… 201
- 第八节　三腔双囊管置入术 …… 203
- 第九节　心包穿刺术 …… 205

第八章　重症诊疗技术 …… 211
- 第一节　心电监测 …… 211
- 第二节　有创机械通气 …… 215
- 第三节　呼吸机参数的调节 …… 219
- 第四节　中心静脉穿刺置管术 …… 223
- 第五节　动脉穿刺及置管术 …… 227
- 第六节　临时心脏起搏 …… 229
- 第七节　纤维支气管镜检查与治疗 …… 233
- 第八节　血液滤过 …… 239
- 第九节　中心静脉压监测 …… 246
- 第十节　肺动脉漂浮导管监测 …… 247

第十一节 脉波轮廓温度稀释连续心排量监测 ·············· 251

参考文献 ·············· 256

第一章 内科诊疗技术

第一节 胸腔穿刺术

【适应证】

1. 诊断性穿刺：胸腔积液或积脓，需要抽液进行检验，明确病因者。
2. 治疗性穿刺：需要进行胸腔排液、排气、排血、排脓，或行胸腔内药物注射治疗者。

【禁忌证】

胸腔穿刺无绝对禁忌证，相对禁忌证如下：
1. 穿刺部位广泛感染者。
2. 靠近心脏或大血管的局限性积液、积脓。
3. 严重肺气肿或广泛肺大泡者。
4. 有明显出血倾向者。

【操作前准备】

1. 穿刺点定位：常规排气者常选用锁骨中线第2肋间，排液、排脓者一般选择腋中线与腋后线之间第6~8肋间为穿刺点。建议常规选择B超定位穿刺点。
2. 物品准备：一次性胸腔穿刺包（胸穿包）、2%利多卡因、注射器、无菌手套、无菌纱布、无菌棉签、消毒液等。

【操作步骤】

1. 常规消毒皮肤。

2. 打开一次性胸穿包，戴无菌手套，铺无菌孔巾，检查胸穿包内物品。

3. 以2%利多卡因在下位肋骨上缘逐层浸润麻醉，边进针边抽吸，当针尖抵抗感突然消失或抽到液体时，提示穿刺针已进入胸膜腔，标记进针长度，出针。

4. 穿刺针连接注射器，在相同位置进针，当针尖抵抗感突然消失或抽到液体时，固定，抽取液体，记录抽液量。

5. 拔出穿刺针，局部皮肤消毒，无菌纱布覆盖，结束操作。如图1-1。

【注意事项】

1. 操作中应密切观察患者的反应，如有头晕、面色苍白、出汗、心悸、胸部压迫感或剧痛、晕厥等胸膜过敏反应，或出现连续性咳嗽、气短、咳泡沫痰等现象，应立即拔出穿刺针，让患者平卧，给氧，并对症处理。

2. 一次抽液不应过多、过快。诊断性抽液，50~100 mL即可。减压抽液，首次不超过600 mL，以后每次不超过1 000 mL。如为脓胸，每次尽量抽尽。

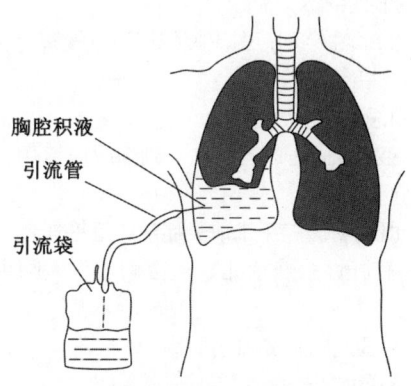

图1-1 胸腔穿刺术（胸腔积液引流）

3. 严格无菌操作，操作中要始终保持胸膜负压，防止空气进入胸腔。

4. 应避免在第9肋间以下穿刺，以免穿透膈肌损伤腹腔脏器。

5. 操作前、后测量患者生命体征，操作后嘱患者卧位休息30分钟。

第二节 腹腔穿刺术

【适应证】

1. 诊断性穿刺：抽取积液进行检验，协助诊断腹腔积液的原因及性质。

2. 治疗性穿刺：引流腹腔积液以缓解症状，或向腹腔内注射药物。

【禁忌证】

无绝对禁忌证，若出现下列情况应慎用，或在超声引导下穿刺：

1. 既往有腹腔手术或炎症致广泛粘连者。
2. 有肝性脑病前兆、包虫病、巨大卵巢囊肿者。
3. 严重电解质紊乱者。
4. 有明显出血倾向者。

【操作前准备】

1. 物品准备：一次性腹腔穿刺包、无菌手套、5 mL或10 mL注射器、50 mL注射器、利多卡因注射液、碘伏、无菌棉签、无菌试管等。

2. 患者准备：嘱患者排空尿液，取卧位或半坐卧位或侧卧位，根据选择的穿刺点调整体位，使穿刺点处于较低的腹腔积液聚集点。

3. 穿刺点定位：避开污染、感染的皮肤以及静脉选择穿刺点，并行腹部叩诊，确定穿刺点在叩诊浊音界内。常用的定位方法有4种。

（1）选择脐与左侧髂前上棘连线的中外1/3交点为穿刺点，或选择右侧的相应点。此部位不易损伤腹壁动脉。

（2）患者半坐位，选择脐与耻骨联合连线中点上方1 cm，往左或往右1~1.5 cm处为穿刺点，此部位无重要脏器。

（3）患者侧卧位，选择脐水平与腋前线或腋中线交点为穿刺点，此部位常用于诊断性穿刺。

（4）B超穿刺定位：积液量少，或有包裹性积液时，建议行B超引导下定位及穿刺。

【操作步骤】

1. 用碘伏消毒穿刺点皮肤，消毒范围以穿刺点为中心自内向外直径至少15 cm，戴无菌手套，铺无菌孔巾。

2. 检查一次性腹腔穿刺包物品，用5 mL注射器抽取利多卡因注射液在穿刺点行局部浸润麻醉。取出穿刺针，连接50 mL注射器，用穿刺针在穿刺点垂直刺入腹腔，当针尖抵抗感突然消失时，提示已进入腹膜腔，停止进针。回抽注射器，若回抽顺畅，助手用无菌止血钳固定穿刺针头，抽取腹腔积液标本并送检。

3. 若需要放液治疗，继续抽取腹腔积液，亦可通过穿刺针置入导丝，在导丝引导下置入单腔深静脉穿刺管连接无菌引流袋持续引流。注意一次放液不能过快、过多。

4. 拔出穿刺针,以无菌敷料覆盖穿刺点,若放液较多用腹带加压腹部。

【注意事项】

1. 若患者出现胸闷、心悸、血压下降等情况,停止操作。

2. 若患者需要多次放液治疗,可放置腹腔引流管并接引流袋治疗,注意伤口护理,及时评估拔出留置管的时间。

3. 肝硬化患者放液不宜过快、过多,一次放液不超过3 000 mL,以免引起肝性脑病或电解质紊乱。

第三节　腰椎穿刺术

【适应证】

1. 中枢神经系统炎症性疾病的诊断与鉴别诊断:包括化脓性脑膜炎、结核性脑膜炎、病毒性脑膜炎、霉菌性脑膜炎、乙型脑炎等。

2. 脑血管意外的诊断与鉴别诊断:包括脑出血、脑梗死、蛛网膜下腔出血等。

3. 肿瘤性疾病的诊断与治疗:用于诊断脑膜白血病,并通过腰椎穿刺鞘内注射化疗药物治疗脑膜白血病。

4. 测定颅内压力和了解蛛网膜下腔是否阻塞等。

【禁忌证】

1. 可疑颅高压、脑疝。
2. 可疑颅内占位病变，特别是疑有后颅窝占位病变者。
3. 休克等危重病症。
4. 穿刺部位有炎症。

【操作前准备】

物品准备：一次性腰椎穿刺包、脑压表、碘伏、2%利多卡因、无菌棉签、无菌手套、无菌孔巾、注射器等。

【操作步骤】

1. 患者侧卧于硬板床上，背部和床面垂直，头颈向前胸屈曲，屈髋抱膝，使躯干尽可能呈弓形。或由助手协助患者屈颈抱膝，使患者躯干呈弓形。使腰椎尽量后凸以增宽椎间隙，以便于进针，如图1-2。

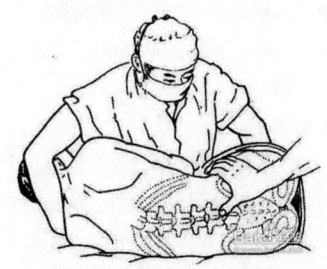

图1-2 腰椎穿刺体位及穿刺点定位

2. 确定穿刺点：通常以双侧髂后上棘连线与后正中线交会处为穿刺点，相当于第3～4腰椎棘突间隙。有时可上移或下移一个腰椎间隙。

3. 戴无菌手套，常规消毒皮肤，铺无菌孔巾，用2%利多卡因自皮肤到椎间韧带做局部麻醉。

4. 术者左手固定穿刺点皮肤，右手持穿刺针，以垂直背部或稍斜向头侧的方向缓慢刺入，成人进针4～6 cm，儿童进针2～4 cm。当针头穿过韧带与硬脊膜时，有阻力突然消失的落空感。此时将针芯慢慢抽出（以防脑脊液迅速流出，造成脑疝），可见脑脊液流出。如图1-3。

5. 测量脑脊液压力：放液前先接上测压管测量脑脊液压力。怀疑蛛网膜下腔阻塞者，由助手协助行奎肯施泰特试验，颅高压者禁做此试验。

6. 撤去测压管，收集脑脊液2～5 mL送检；如需做培养时，应用无菌操作法留取标本。

7. 术毕，将针芯插入后拔出穿刺针，覆盖消毒纱布，用胶布固定。

【注意事项】

1. 严格掌握禁忌证，有禁忌证者，禁止穿刺。

2. 穿刺时患者出现意识、呼吸、脉搏、面色异常时，应立即停止操作，并做相应处理。

3. 鞘内注药时，应先放出适量脑脊液，然后以

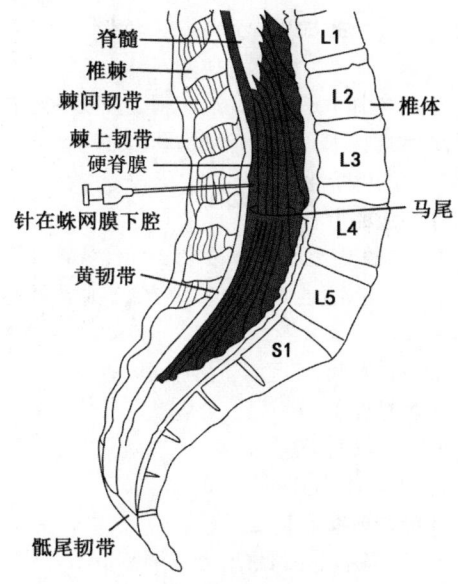

图1-3 进针角度及方向

等量液体稀释药物后注入。

4. 术后患者去枕俯卧（若有困难可平卧）4~6小时，以免引起低颅压头痛。测血压并观察病情有无变化。

第四节　骨髓穿刺术

骨髓穿刺术是一种通过穿刺针抽吸骨髓液用于诊断的常用技术。可用于细胞学、细菌学及寄生虫学等方面的诊断性检查。

【适应证】

1. 各种类型血液疾病的诊断和疗效判断。
2. 某些寄生虫病检查，如检查疟原虫及黑热病的病原体。
3. 骨髓液的细菌培养及骨髓移植等。

【禁忌证】

1. 血友病。
2. 有严重出血倾向者。

【操作前准备】

1. 物品准备：常规消毒治疗盘1套、酒精、碘酊、无菌骨髓穿刺包（内有骨髓穿刺针、5 mL和20 mL注射器、孔巾、纱布、血管钳）、无菌手套、利多卡因、载玻片若干、推玻片1张、培养管若干。

2. 患者准备：向患者详细说明骨髓穿刺的目的和方法，解除思想顾虑，取得合作并签署知情同意书。

【操作步骤】

1. 选取穿刺部位：常用穿刺部位有髂前上棘、髂后上棘、胸骨柄、脊椎棘突及胫骨。根据穿刺部位选择不同体位。

（1）髂前上棘：取仰卧位，穿刺点为髂前上棘后1~2 cm处。

（2）髂后上棘：取侧卧位或俯卧位，穿刺点在髂后上棘下方1 cm处，相当于第5腰椎水平旁开3 cm的圆钝形突起处。

（3）胸骨柄：取仰卧位，肩背部垫软枕，头后仰并转左侧，使胸部略高。穿刺点宜取胸骨中线相当于第2肋间处。

（4）脊椎棘突：患者反坐靠背椅，双臂交叉于椅背上，头部枕于臂上，背部尽量后突，穿刺点宜选第11~12胸椎或第1~3腰椎棘突处。

（5）胫骨（仅适用于2岁以内的患儿）：患者仰卧位，由助手固定下肢，穿刺点为胫骨结节平面下约1 cm（或胫骨上、中1/3交界处）之前内侧面胫骨处。

2. 根据不同穿刺部位，选择体位暴露局部，铺治疗巾。选定穿刺点后，常规皮肤消毒，术者戴无菌手套、铺盖无菌孔巾，以利多卡因自皮肤至骨膜行局部浸润麻醉。

3. 调节骨髓穿刺针的固定器,固定于距针尖1～1.5 cm处(胸骨穿刺者,固定于距针尖约1 cm处,髂骨穿刺者,固定于距针尖约1.5 cm处)并扭紧,然后持穿刺针以与骨面垂直(若为胸骨穿刺则应与骨面呈30°～40°角)的方向,旋转用力向前缓慢刺入,若出现落空感,且穿刺针已能固定在骨内,表明其已进入骨髓腔(如穿刺针不能固定,则应再进针少许)。

4. 进入骨髓腔后即可拔出针芯,以20 mL无菌干燥注射器接穿刺针座抽吸。若针头确在髓腔内,当抽吸时患者会感到有一阵尖锐的疼痛,随即有少量红色骨髓液进入注射器中。吸取骨髓液约0.2 mL时,取下注射器,将取得的骨髓液滴于玻片上,随即制成均匀薄片。如需做细菌培养,可再抽取骨髓液2～3 mL。

5. 标本取得后,插入针芯,拔出穿刺针,覆盖无菌纱布,局部按压1～2分钟后,如无出血现象再用胶布加压固定。

6. 嘱患者卧床休息,整理用物,将制成的骨髓片和骨髓培养标本及时送检。

【注意事项】

1. 术前应做出凝血时间检查,有出血倾向和血小板低于20×10^9/L者操作时应特别注意,血友病患者禁止穿刺。

2. 严格执行无菌操作，以免发生骨髓炎。

3. 胸骨穿刺时进针角度一定要与胸骨柄平行，不可用力过猛，以防穿透内侧骨板。

4. 吸出骨髓液后应立即涂片，以免发生凝固。取下注射器时，应迅速插回针芯，以防骨髓液外溢。

第五节　经鼻胃管置入术

【适应证】

1. 需要通过鼻胃管往胃里注食、注药者。
2. 需要胃肠减压者。
3. 需要洗胃者。
4. 上消化道出血的协助诊断，评估是否出血、出血程度及出血量。

【禁忌证】

无绝对禁忌证。相对禁忌证如下：

1. 食道狭窄。
2. 颜面部受伤或颅底骨折，合并脑脊液鼻漏者。
3. 严重食管胃底静脉曲张，有引发难以控制的出血的可能者。

4. 凝血功能障碍者。
5. 食管和胃腐蚀性损伤。
6. 鼻塞或有新近鼻外科手术史。

【操作前准备】

1. 鼻胃管：成人用16~18F，儿童用12~14F，幼儿用10~12F，婴儿用8F。
2. 表面麻醉剂、局部缩血管滴鼻剂等药物。
3. 液体石蜡、一次性流汁喂灌器、手套、水杯、呕吐盆、负压吸引装置、吸引管、温开水、听诊器、50 mL注射器、固定用黏胶带等。

【操作步骤】

1. 将患者摆至坐位或半坐卧位，检查确认鼻孔通畅，滴入缩血管滴鼻剂。如患者清醒，告知患者操作程序并取得配合。
2. 估计鼻胃管置入深度。置入深度可根据体表标志进行估计。鼻尖经耳垂到剑突的距离，或者从上唇跨过左耳再到左侧肋缘下的距离，相当于从鼻尖至贲门的距离，以胶带在鼻胃管上标记。一般成人为45~55 cm。如图1-4。
3. 操作者戴手套，润滑鼻胃管前段约10 cm。使患者颈部轻度屈曲，将鼻胃管沿着鼻孔底部轻轻插入，平行于鼻底部推进鼻胃管，遇到轻微阻力提示到达鼻咽部，均匀轻旋鼻胃管并向前缓缓推进，

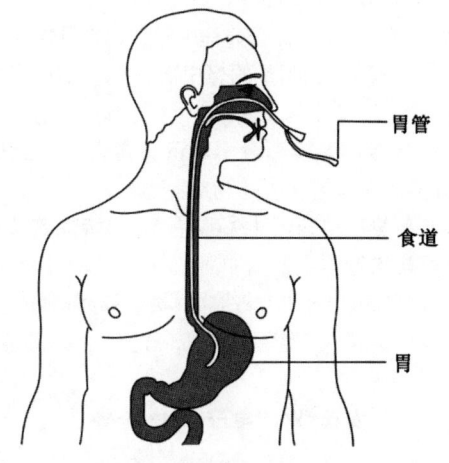

图1-4 经鼻胃管置入术

若患者能配合可嘱做吞咽动作,继续推进直到先前胶带标记的位置到达鼻孔。如图1-4。

4. 判断:将听诊器放于剑突下,快速经鼻胃管注入30 mL空气,如闻及气过水声,则表明鼻胃管已进入胃腔。亦可通过用注射器抽吸胃内容物检测其pH,或通过X线检查鼻胃管的尖端是否在胃内和横膈下等方法确认置管成功。

5. 胶带固定。

【注意事项】

1. 轻柔操作,插管过程中一旦出现抵抗、呼吸窘迫、不能讲话或明显的鼻出血,应立即退出鼻胃管。

2. 建议行X线影像学确认鼻胃管置入正确之后,才通过鼻胃管注入药物或食物。

3. 每日用温开水冲洗鼻胃管,保持管道通畅。

4. 鼻胃管置入期间加强口鼻腔护理,评估尽早拔除鼻胃管的可能,以减少中耳炎、肺炎、鼻咽部感染的风险。若需长期留置鼻胃管,建议评估行胃造瘘。

第六节　电子胃镜检查

【适应证】

1. 一切食管、胃、十二指肠疾病诊断不清或需要内镜治疗者。

2. 有上腹疼痛、烧灼感、食欲下降等上消化道症状而原因不明者。

3. 上消化道出血需检查和镜下治疗者。

4. 怀疑有上消化道肿瘤者。

5. 消化性溃疡、巴雷特食管等需要随访观察者。

6. 取异物、摘除息肉、镜下止血、注射硬化剂等治疗。

【禁忌证】

1. 严重的心肺疾病。
2. 休克、昏迷等危重状态。
3. 精神失常等不能合作者。
4. 上消化道急性穿孔。
5. 严重咽部疾患、腐蚀性食管炎及胃炎、巨大憩室、主动脉瘤、脊柱畸形等。

【操作前准备】

物品准备：电子胃镜、吸引装置、异物钳、注射器、灭菌用水、牙垫、利多卡因胶浆、去甲肾上腺素等。

【操作步骤】

1. 禁食8小时以上，口服利多卡因胶浆，患者取左侧卧位，口边放置弯盘，嘱患者咬紧牙垫。
2. 操作者左手持胃镜操作手柄，保持稳定，右手持胃镜管端20~30 cm处，放入患者口中，沿舌背、咽后壁、会厌轻柔送镜，通过调整左手手柄旋钮及右手旋转送镜控制镜头方向，送镜过程中配合吸引和注气注水以看清解剖结构。
3. 到达会厌处看清结构，在楔状结节后方入镜进入食管，边观察边进镜，到达食管下端肿瘤高发带时观察有无黏膜异常，通过贲门进入胃体，适量注气撑开胃体，经胃底、胃体、胃角到达胃窦，可见幽门,把幽门调整到镜头中心,慢慢靠近,待幽门开放时送镜进入,通过幽门后进入十二指肠球部,顺着球部、上角向右向上轻柔进镜,可进入十二指肠降段及十二指肠乳头,到此开始逐段退镜,退至胃体需反转胃镜观察胃底,退镜过程中仔细观察,包括管腔大小、黏膜情况、蠕动情况,以及是否有赘生物、息肉、溃疡点、出血点等情况,视情况行钳除息肉、取活检、镜下止血、夹闭出血点等操作。

【注意事项】

1. 注意解剖要点:成人食管开口距门齿约15 cm,食管长20~25 cm,有三处生理狭窄,第一处生理狭窄在食管入口,距门齿15~17 cm,第二处生理狭窄在主动脉弓及左主支气管横跨食管前壁处,距门齿26~27 cm,第三处生理狭窄在膈肌裂孔处,靠近贲门,贲门开口距门齿38~42 cm。

2. 检查过程中可能出现喉头痉挛、下颌关节脱臼、食管贲门黏膜裂伤、出血、穿孔、低氧血症、感染,甚至心搏骤停,因此需监护患者生命体征。要熟悉解剖结构,动作轻柔,出现严重并发症时立即停止操作,必要时可转外科手术诊治。

3. 若患者惊恐烦躁不安,经沟通同意,可联合麻醉医师使用丙泊酚、芬太尼等行麻醉胃镜。

第二章 外科诊疗技术

第一节 无菌技术

无菌技术是在医疗护理操作过程中,保持无菌物品、无菌区域不被污染,防止病原微生物侵入人体的一系列操作技术。无菌技术是预防医院感染的一项重要而基础的技术,医护人员必须正确熟练地掌握,在技术操作中严守操作规程,以确保患者安全,防止医源性感染的发生。

一、无菌技术的概念和原则

(一)无菌技术的概念

1. 无菌技术:是指在执行医疗、护理技术过程中,防止一切微生物侵入机体和保持无菌物品及无菌区域不被污染的操作技术和管理方法。

2. 无菌物品:经过物理或化学方法灭菌后,未被污染的物品称无菌物品。

3. 无菌区域:经过灭菌处理而未被污染的区域称无菌区域。

4. 非无菌物品或区域:未经灭菌或经灭菌后被

污染的物品或区域，称非无菌物品或区域。

5. 相对无菌：无菌物品自无菌容器内一经取出，就认为是相对无菌，不可再放回。无菌区域边缘向内3 cm为相对无菌区。

6. 污染物品：指未经过灭菌处理，或灭菌处理后又被污染的物品。

（二）无菌技术操作原则

1. 操作前准备。

（1）操作环境应清洁、宽敞，定期消毒。物品布局合理。无菌操作前半小时应停止清扫工作，减少走动，避免尘土飞扬。

（2）工作人员应做好个人准备，戴好帽子、口罩，修剪指甲并洗手，必要时穿无菌衣、戴无菌手套。

2. 操作中保持无菌。

（1）工作人员应面向无菌区，手臂应保持在腰部或操作台台面以上，不可跨越无菌区。避免面对无菌区谈笑、咳嗽、打喷嚏。

（2）用无菌持物钳（镊）取用物品，无菌物品一经取出，即使未用，也不可放回无菌容器内。一套无菌物品仅供一位患者使用，避免交叉感染。

（3）无菌操作中，无菌物品疑有污染或已被污染时，应予更换并重新灭菌。

3. 无菌物品保管。

(1) 无菌物品必须与非无菌物品分开放置。

(2) 无菌物品不可暴露于空气中,应存放于无菌包或无菌容器中,无菌包外须标明物品名称、灭菌日期,并按失效期先后顺序排放。

(3) 定期检查无菌物品的灭菌日期及保存情况。无菌包在未被污染的情况下保存期一般为7天,过期或受潮应重新灭菌。

二、几种无菌技术的基本操作法

(一) 工作帽的应用

戴工作帽可防止头发上的灰尘及微生物落下造成污染。护理传染患者时,戴工作帽也可保护自己。工作帽应大小适宜,头发全部塞入帽内,不得外露。每周更换两次,手术室或严密隔离单位,应每次更换。

(二) 口罩的应用

戴口罩可防止飞沫污染无菌物品。口罩应盖住口鼻,系带松紧适宜,不可用污染的手触及。不用时不宜挂于胸前,应将清洁面向内折叠后,放入干净衣袋内。口罩一经受潮,则病菌易于侵入,应及时更换。

(三)洗手、刷手、消毒手

1. 执行无菌操作、取用清洁物品之前,护理患者前后,接触污染物之后均应洗手。方法:用肥皂搓洗手掌、手背、指间、手指及关节,以环形动作搓擦。而后用流水冲洗双手,将皂沫全部冲净,必要时反复冲洗,最后用清洁小毛巾擦干双手。

2. 刷手即利用机械及化学作用去除手上污物及微生物的方法,是做好消毒隔离、预防交叉感染的重要措施。方法:取无菌刷蘸肥皂乳(或肥皂块),先刷指尖,然后刷手、腕、前臂、肘部到上臂下1/2段,特别要刷净甲沟、指间、腕部,无遗漏地刷洗3遍,每遍3分钟。刷洗时,双手稍抬高。每遍刷完后,用流水冲去肥皂沫,水由手、上臂至肘部淋下,手不能放在最低位,以免臂部的水返流到手。刷洗毕,用无菌小毛巾依次拭干手、臂。手、臂不可触碰其他物品,如污染必须重新刷洗。

3. 消毒手即对手进行消毒,用消毒液泡手能有效地去除手上的微生物。方法:刷洗后,双手及上臂下1/3伸入盛有消毒液的桶内,用无菌小毛巾轻擦洗皮肤5分钟,手不可触及桶口。浸泡毕,拧干小毛巾,揩去手、臂上的消毒液,晾干。双手保持于胸前半伸位准备穿手术衣。

（四）无菌持物钳（镊）的类别和使用法

1. 持物钳（镊）的类别。

临床常用的持物钳（镊）有卵圆钳、三叉钳和长、短镊子。

（1）卵圆钳：钳的柄部有两环，使用时手指套入环内，钳的下端（持物端）有两个小环，可用以夹取刀、剪、钳、镊、治疗碗及弯盘等。由于两环平行紧贴，因此不能持重物。

（2）三叉钳：结构和卵圆钳相似。不同之处是钳的下端为三叉类，呈弧形向内弯曲。用以夹取盆、盒、瓶、罐等较重的物品。

（3）镊子：镊子的尖端细小，使用时灵巧方便。适用于夹取棉球、棉签、针头、注射器、缝针等小物品。

2. 无菌持物钳（镊）的使用法。

（1）无菌持物钳（镊）应浸泡在盛有消毒溶液的无菌广口容器内，液面需超过钳轴节以上2~3 cm或镊子1/2处。容器底部应垫无菌纱布，容器口上加盖。每个容器内只能放一把无菌持物钳（镊）。

（2）取放无菌持物钳（镊）时，尖端应闭合，不可触及容器口缘及溶液面以上的容器内壁。手指不可触摸浸泡部位。使用时保持尖端向下，不可倒转向上，以免消毒液倒流造成尖端污染。用后立即放回容器内,并将钳轴节打开。取远处无菌物品时,无菌持物钳(镊)应连同容器移至无菌物品旁使用。

(3)无菌持物钳(镊)不能触碰未经灭菌的物品,也不可用于换药或消毒皮肤。如被污染或可疑污染时,应重新消毒灭菌。

(4)无菌持物钳(镊)及其浸泡容器,应定期消毒灭菌,并更换消毒溶液及纱布。

(五)无菌容器的使用法

经灭菌处理的盛放无菌物品的器具称无菌容器,如无菌盒、贮槽、罐等。无菌容器应每周消毒灭菌一次。

(六)无菌包的使用法

1. 无菌包的包扎法。将物品置于包布中间,内角盖过物品,并翻折一小角,而后折盖左右两角(角尖端向外翻折),盖上外角,系好带子,在包外注明物品名称和灭菌日期。

2. 无菌包的打开法。取无菌包时,先查看名称、灭菌日期,以及是否已开启、是否干燥。将无菌包放在清洁干燥的平面上,解开系带卷放于包布角下,依次揭左右角,最后揭开内角,注意手不可触及包布内面。用无菌钳取出所需物品,放在已备好的无菌区域内。如包内物品一次未用完,则按原折痕包好,注明开包时间,有效期为24小时。

(七) 无菌盘的铺法

将无菌治疗巾铺在清洁、干燥的治疗盘内,使其内面为无菌区,可放置无菌物品,以供治疗和护理操作时使用。有效期限不超过4小时。

1. 无菌治疗巾的折叠法。将双层棉布治疗巾横折2次,再向内对折,将开口边分别向外翻折对齐。

2. 无菌治疗巾的铺法。手持治疗巾两开口外角,呈双层展开,由远端向近端铺于治疗盘内。两手捏住治疗巾上层下边两外角向上呈扇形折叠三层,内面向外。

3. 取所需无菌物品放入无菌区内,覆盖上层无菌巾,使上、下层边缘对齐,多余部分向上反折。

(八) 无菌溶液的倒取法

取无菌溶液瓶,擦净灰尘,核对标签,检查瓶盖有无松动,瓶壁有无裂痕,溶液有无沉淀、混浊、变色、絮状物。揭去铝盖,常规消毒瓶塞,以瓶签侧面位置为起点旋转消毒后,用无菌持物钳将瓶塞边缘向上翻起,再次消毒。以无菌持物钳夹提瓶盖,用另一手示指和中指撑入橡胶塞盖内拉出。先倒少量溶液于弯盘内,以冲洗瓶口,再由原处倒出溶液于无菌容器中,倒溶液时瓶签朝上。无菌溶液一次未用完时,按常规消毒瓶塞,盖好,注明开瓶时间。

（九）无菌手套的戴法

1. 戴无菌手套。先洗净擦干双手，核对手套号码及有效期。打开手套袋，取滑石粉涂抹双手，注意避开无菌区。手套可分别或同时取出。双手分别捏住袋口外层，打开，一手持手套翻折部分（手套内面），取出；另一手五指对准戴上。将戴好手套的手指插入另一只手套的翻折面（手套外面），取出，同法将另一手套戴好，戴手套时不可强拉。最后将两手套翻折面套在工作服衣袖外面。注意手套外面为无菌区，应保持其无菌。手套戴好后，双手置胸前，以免污染。如图2-1。

2. 脱手套。将手套口翻转脱下，不可用力强拉手套边缘或手指部分。

第二节 外科手术常用器械及其使用

一、手术刀

1. 组成及作用：常用的是一种可以装拆刀片的手术刀，分刀片和刀柄两部分，如图2-2。刀片宜用血管钳（或持针钳）夹持安装，避免割伤手指。手术刀一般用于切开和剥离组织，此处以普通手术刀为例说明其使用情况。

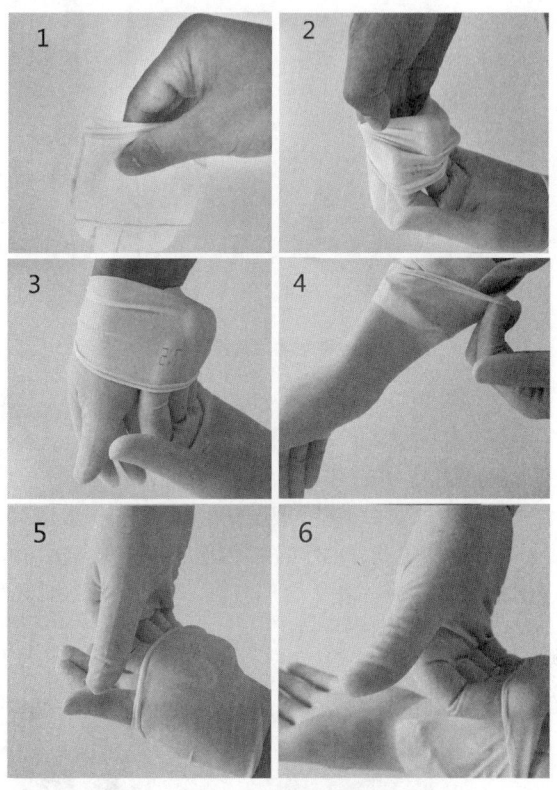

图2-1 穿戴无菌手套

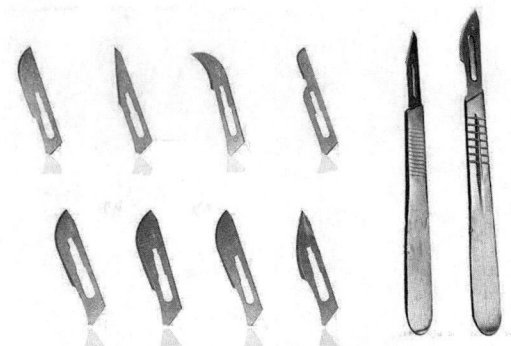

图2-2 各种手术刀片及手术刀柄

2. 执刀法：正确的执刀法有以下四种。

（1）执弓式：是常用的执刀法，拇指在刀柄下，示指和中指在刀柄上，腕部用力。用于较长的皮肤切口及腹直肌前鞘的切开等。如图2-3。

（2）执笔式：动作的主要用力部位在指部，为短距离精细动作，用于解剖血管、神经、腹膜切开和短小切口等。如图2-4。

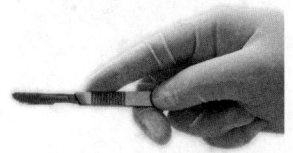 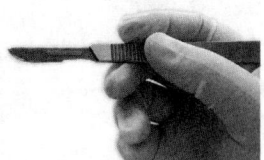

图2-3 执弓式　　**图2-4 执笔式**

（3）抓持式：握持刀比较稳定，切割范围较广，用于使力较大的切开。如截肢、肌腱切开、较长的皮肤切口等。如图2-5。

（4）反挑式：全靠指端用力挑开，多用于脓肿切开，以防损伤深层组织。如图2-6。

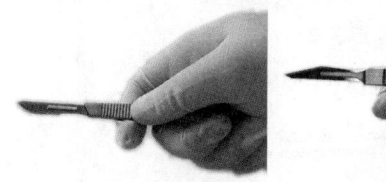

图2-5 抓持式　　　　图2-6 反挑式

二、手术剪

根据其结构特点有尖、钝，直、弯，长、短各型。据其用途分为组织剪、线剪及拆线剪。如图2-7至图2-9。

正确持剪刀法为拇指和环指分别插入剪刀柄的两环，中指放在第四指环的剪刀柄上，示指压在轴节处起稳定和向导作用，有利于操作。如图2-10。

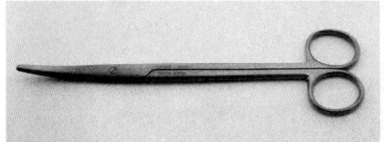

图2-7 组织剪

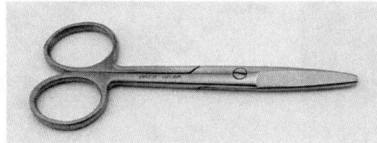

图2-8 线剪

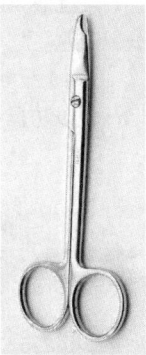

图2-9 拆线剪

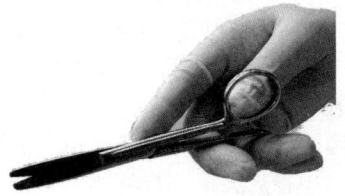

图2-10 正确持手术剪的姿势

三、血管钳

血管钳主要用于钳夹血管或出血点,亦称止血钳。血管钳有各种不同的外形和长度,以适合不同性质的手术和部位的需要。除常见的直、弯两种血管钳外,还有有齿血管钳(全齿槽),蚊式直、弯血管钳。如图2-11。

1. 弯血管钳:用以夹持深部组织或内脏血管,有长短两种。

2. 直血管钳:用以夹持浅层组织血管,协助拔针等用。

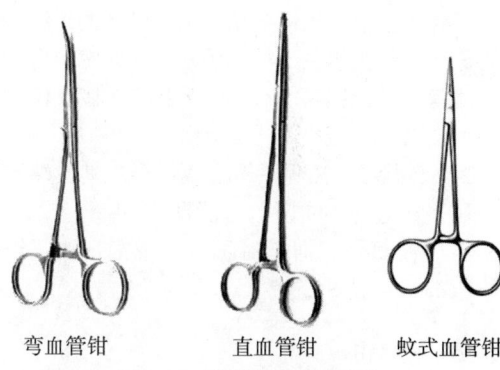

弯血管钳　　　直血管钳　　　蚊式血管钳

图2-11　各种类型的血管钳

3. 有齿血管钳：用以夹持较厚组织及易滑脱组织内的血管，如肠系膜、大网膜等组织内的血管，前端齿可防止滑脱，但不能用于皮下止血。

4. 蚊式血管钳：为细小精巧的血管钳，有直、弯两种，用于脏器、面部及整形等手术的止血，不宜夹持大块组织。

四、手术镊

手术镊用于夹持和提起组织，以利于解剖及缝合，也可夹持缝针及敷料等。手术镊有不同的长度，分有齿镊和无齿镊两种。

1. 有齿镊：又叫组织镊，镊的尖端有齿，齿又分为粗齿与细齿，粗齿镊用于夹持较硬的组织，损伤性较大，细齿镊用于精细手术，如肌腱缝合、整形手术等。有齿镊尖端有钩齿，夹持牢固，但对组织有一定损伤。

2. 无齿镊：又叫平镊或敷料镊。其尖端无钩齿，用于夹持脆弱的组织、脏器及敷料。

正确持镊是用拇指对示指与中指，执二镊脚中、上部。如图2-12。

五、持针钳

持针钳也叫持针器，主要用于夹持缝针缝合各

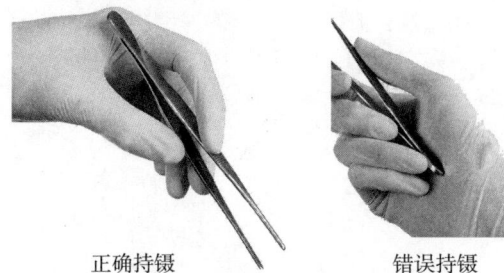

正确持镊　　　　　　　错误持镊

图2-12　持镊法

种组织，有时也用于器械打结。夹持缝针时，以用持针钳的尖夹住缝针的中、后1/3交界处为宜，多数情况下夹持的针尖应向左，特殊情况下可向右，缝线应重叠1/3，且将绕线重叠部分也放于针嘴内，以利于操作，若将针夹在持针钳中间，则容易将针折断。常用的执持针钳的方法有以下两种。

1. 掌握法：也叫一把抓或满把握，即用手掌握拿持针钳，如图2-13。此法缝合稳健，容易改变缝合针的方向，操作方便。

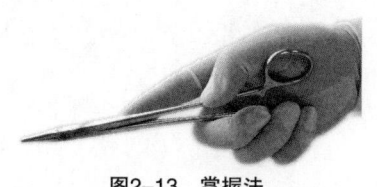

图2-13　掌握法

2. 掌指法：拇指套入钳环内，示指压在钳的前半部做支撑引导，余三指压钳环固定于掌中。拇指可以上下开闭活动，控制持针钳的张开与合拢。如图2-14。

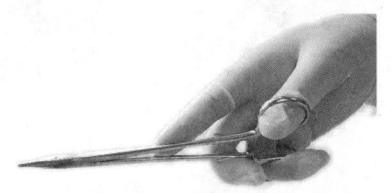

图2-14 掌指法

六、其他常用钳类器械

1. 海绵钳（卵圆钳）：也叫持物钳，分为有齿纹、无齿纹两种，有齿纹的主要用于夹持、传递已消毒的器械、缝线、缝针、敷料、引流管等。也用于钳夹蘸有消毒液的纱布，以消毒手术野的皮肤，或用于手术野深处拭血，无齿纹的用于夹持脏器，协助暴露。如图2-15。

2. 组织钳：又叫鼠齿钳。对组织的压榨较血管钳轻，故一般用以夹持软组织，不易滑脱，如夹持牵引被切除的病变部位，以利于手术进行，或钳夹纱布垫与切口边缘的皮下组织，避免切口内组织被污染。如图2-16。

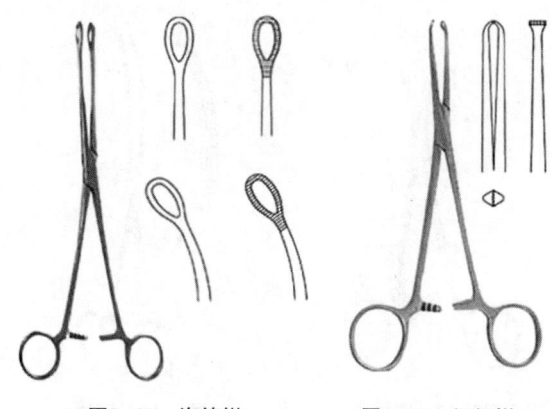

图2-15 海绵钳　　　图2-16 组织钳

3. 布巾钳：用于固定铺盖手术切口周围的手术巾。如图2-17。

4. 直角钳：用于游离血管、神经等组织，以及引导牵引物绕过主要血管、胆管等组织的后壁。

5. 肠钳（肠吻合钳）：用于夹持肠管，齿槽薄，弹性好，对组织损伤小，使用时可外套乳胶管，以减少对肠壁的损伤。如图2-18。

6. 胃钳：用于钳夹胃以利于胃肠吻合。如图2-19。

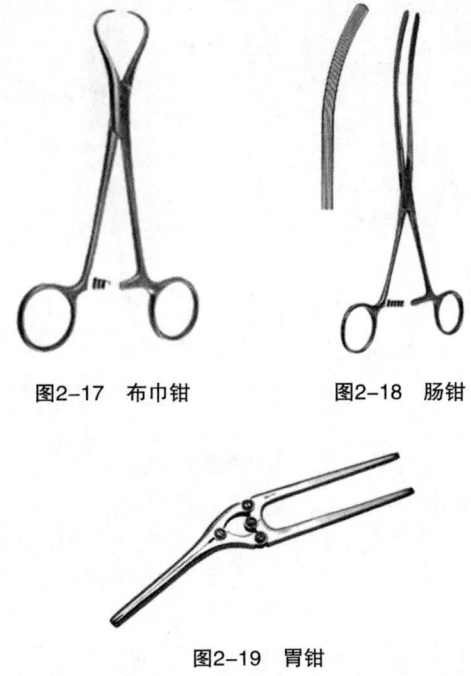

图2-17 布巾钳　　图2-18 肠钳

图2-19 胃钳

七、牵引钩类

牵引钩也叫拉钩或牵开器,是显露手术野必需的器械。常用的几种拉钩如下(如图2-20)。

1. 皮肤拉钩:为耙状牵开器,用于浅部手术的

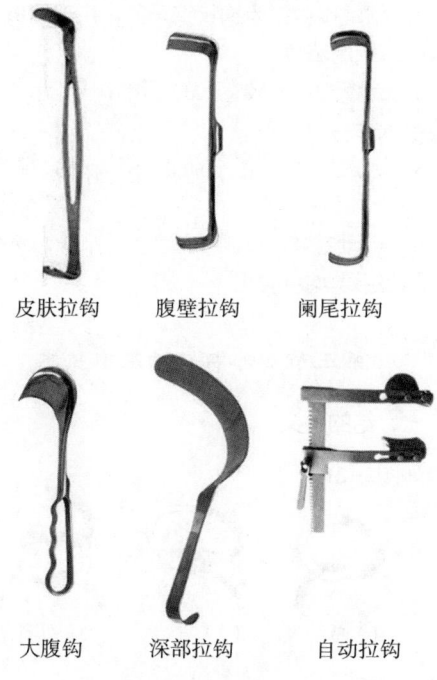

图2-20 外科各种拉钩

皮肤拉开。

2. 腹壁拉钩：为平钩状，常用于甲状腺部位的牵拉暴露，也常用于腹部手术做腹壁切开时的皮肤、肌肉牵拉。

3. 阑尾拉钩：为钩状牵开器，用于阑尾、疝等手术中腹壁的牵拉。

4. 大腹钩：为较宽大的平滑钩状，用于腹腔较大的手术。

5. 深部拉钩：是一种如"S"状的腹腔深部拉钩。

6. 自动拉钩：为自行固定牵开器，腹腔、盆腔、胸腔手术均可应用。

第三节 外科打结基本技术

一、结的种类

如图2-21。

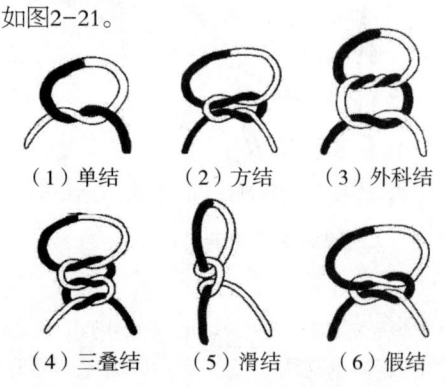

（1）单结　　（2）方结　　（3）外科结

（4）三叠结　（5）滑结　　（6）假结

图2-21　结的种类

1. 方结：也叫平结，由方向相反的两个单结组成（第二单结与第一单结方向相反），是外科手术中主要的结扎方式。

2. 外科结：在方结的基础上，第一个线扣重绕两次，使线间的摩擦面及摩擦系数增大，从而增加安全系数。

3. 三叠结：又称三重结，就是在方结的基础上再重复第一个结，且第三个结与第二个结的方向相反，以加强结扎线间的摩擦力，防止线松散滑脱，因而牢固可靠，常用于较大血管和较多组织的结扎，也用于张力较大组织的缝合。

4. 滑结：在做方结时，如果技术不熟练，双手用力不均，致使结线彼此垂直重叠无法结牢，即形成滑结，而不是方结。

5. 假结：又名顺结、"十字结"。结扎后易自行滑脱和松解。

二、打结方法及技术

打结的方法可分为单手打结法、双手打结法及器械打结法三种。

1. 单手打结法简单、迅速，左、右手均可进行，应用广泛，但操作不当易成滑结。打结时，一手持线，另一手动作打结，主要动作为拇指、示指、中指三指。凡持线、挑线、钩钱等动作必须运用手指末节近指端处，才能做到迅速有效。拉线作结时要注意线的方向。如用右手打结，右手所持的线要短些。此法适合于各部的结扎。如图2-22。

2. 双手打结法较单手打结法更为可靠，不易成滑结。双手打结法较单手打结法复杂，除用于一般结扎外，还适用于深部组织或张力较大组织的缝合结扎。如图2-23。

3. 器械打结法：即用血管钳或持针器打结，简单易学，适用于深部、狭小手术野的结扎或缝线过短用手打结有困难时。如图2-24。

三、打结时的注意事项及原则

1. 无论用何种方法打结，第一个及第二个结的方向不能相同，如果做结的方向错误，即使是很正确的方结也同样可能变成滑结，或者割线导致线折断。

2. 在打结的过程中，两手的用力一定要均匀一致，这一点对结的质量及安全性至关重要。

3. 打结后收紧线时要求三点（即两手用力点与结扎点）成一直线，两手的反方向用力相等，每一结均应放平后再拉紧。如图2-25。

4. 结扎时，两手的距离不宜离线结处太远，特别是深部打结时，最好用一手指按线结近处，徐徐

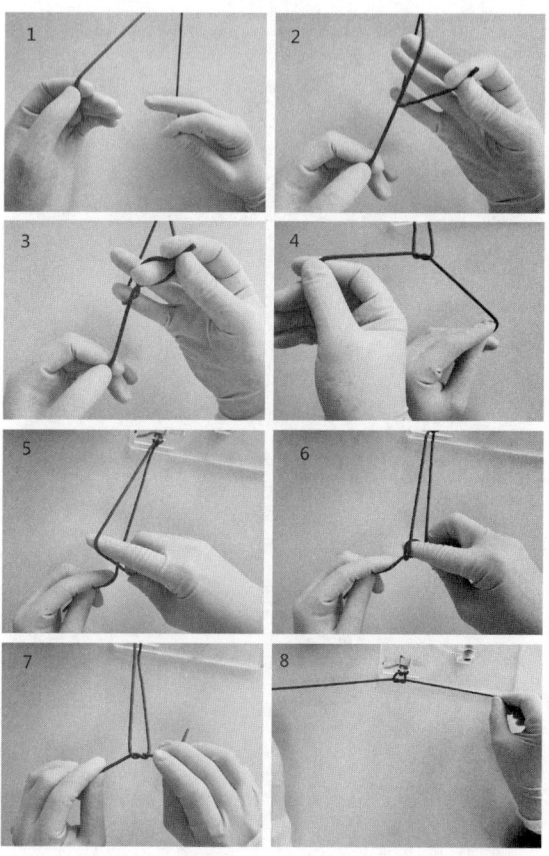

图2-22 单手打结法

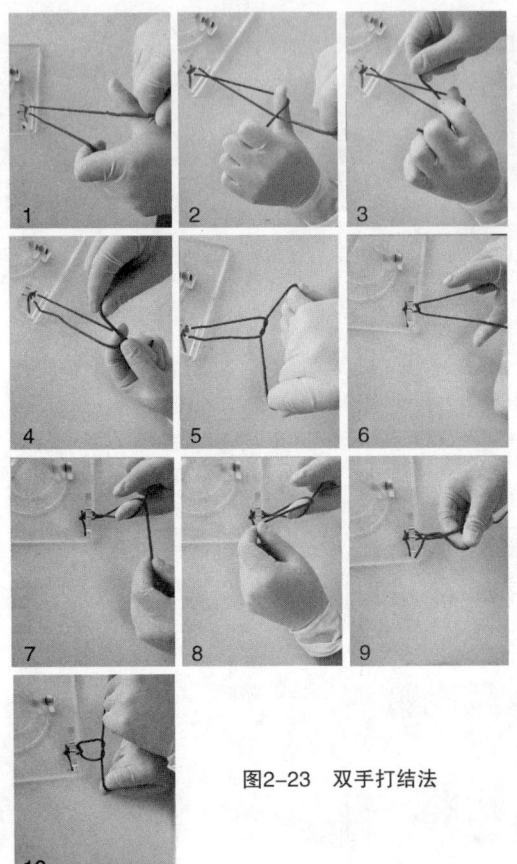

图2-23 双手打结法

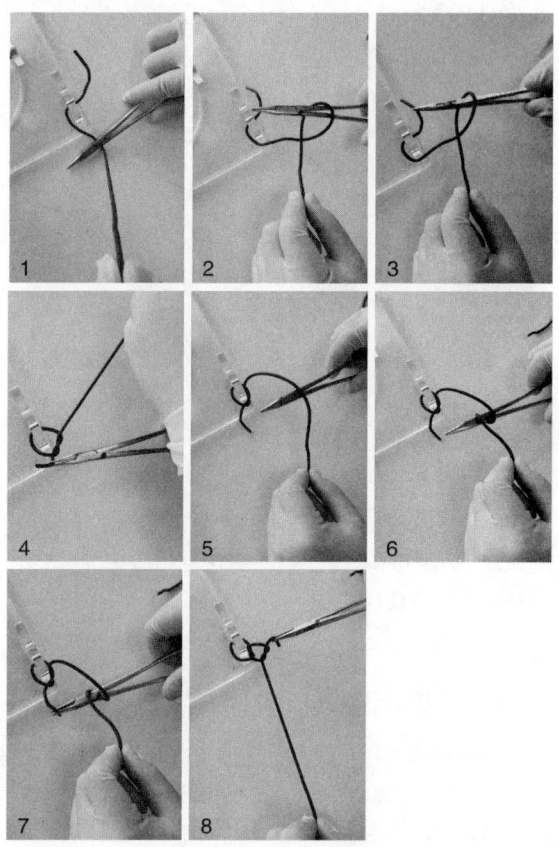

图2-24 器械打结法

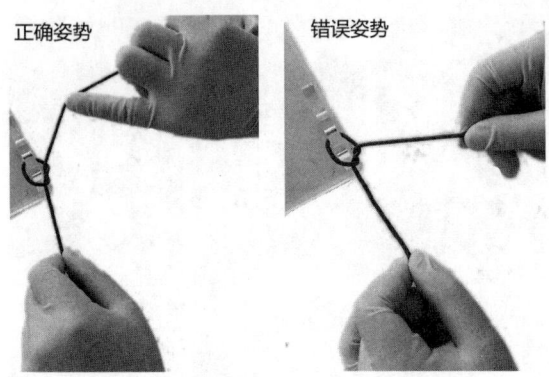

图2-25 打结

拉紧,用力缓慢、均匀。

5. 打第二结扣时,注意第一结扣不要松弛。

6. 打结应在直视下进行。

7. 皮上组织尽量少结扎,可利用血管钳最前端来夹血管的断裂口。

8. 打结时,要选择质量好的粗细合适的线。

四、正确的剪线方法

打完结剪线时,应在直视下将剪刀尖端稍张开,沿拉紧的缝线滑到结扎处,剪刀头稍向上倾斜,然后剪线。剪刀倾斜角度一般为25°~45°,但取决于留下线头的长短,剪刀与缝线的倾斜角度越大，留的线头越长。如图2-26。

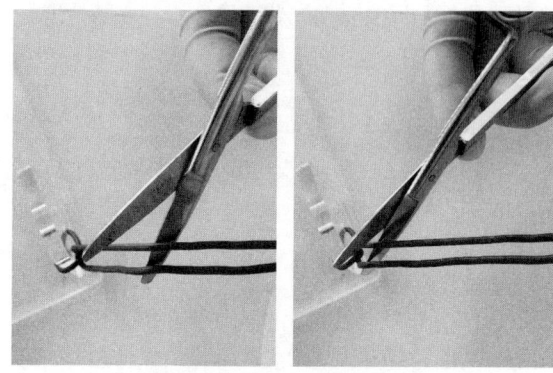

图2-26 手术中剪线的方法

第四节 清创缝合术

【适应证】

各种类型开放性损伤且为新鲜伤口，并具备以下条件者：

1. 伤后6~8小时以内。
2. 伤口污染较轻，不超过伤后12小时。
3. 头面部伤口，一般在伤后24~48小时以内。

【操作前准备】

1. 患者准备：与患者或家属谈话，做好各种解释工作。如行一期缝合的原则、一期缝合发生感染的可能性和局部表现、若不缝合下一步的处理方法，以及对损伤部位的功能、外观的影响等。争取清醒患者配合，并签署有创操作知情同意书。

2. 物品准备：无菌手术包、肥皂水、无菌生理盐水、3%过氧化氢溶液、碘伏及1∶5 000新洁尔灭溶液、无菌注射器、2%利多卡因、绷带、宽胶布、止血带等。

【操作步骤】

1. 清洗皮肤：用无菌纱布填塞和覆盖伤口，剃除伤口周围的毛发，范围应大一点，以备必要时延长切口，剪除患肢趾（指）甲。用汽油或乙醚将皮肤上的油垢擦洗干净。术者洗手，更换填塞在伤口内的无菌纱布，用无菌软毛刷蘸取消毒肥皂水刷洗伤口周围皮肤，然后用无菌生理盐水冲洗，再换毛刷刷洗、冲洗共2~3遍，直至清洁为止。

2. 清洗伤口：去掉覆盖伤口的纱布，用大量的无菌生理盐水冲洗创口，然后依次用3%过氧化氢溶液、无菌生理盐水冲洗伤口，注意每一个死角、凹处，较大的异物可取出，明显的出血点应钳夹止血。

3. 清理伤口：常规消毒、铺盖无菌巾。术者手臂重新消毒、穿无菌手术衣、戴无菌手套进行伤口清理。四肢伤在伤口近端预置充气止血带以备用。

用拉钩轻轻牵开伤口，仔细检查伤口后，清除血凝块、异物和组织碎片，切除明显坏死和失活组织及明显挫伤的创缘组织（皮肤、皮下组织等），必要时可适当扩大伤口、切开筋膜，以充分暴露创腔，便于清理。

4. 缝合伤口：更换手术单、手术器械、手术衣和无菌手套，重新消毒铺巾。用无菌生理盐水反复冲洗伤口，彻底止血，吸尽伤口内积液。伤口是开放还是缝合、是一期缝合还是延期缝合，应根据创口的污染程度、是否应用抗生素、受伤后的时间，以及创伤发生的部位、大小、深度和清创的彻底程度等具体情况而定。

皮肤伤口整齐、受伤时间短、污染不重者，皮缘可不切除。皮缘不整齐者，切除2~3 mm明显受损、失活的创缘皮肤，将皮缘修剪整齐。头、颈、手部血供丰富，可紧贴创缘切除损伤的皮肤。颜面、手指、关节附近的正常皮肤要尽量少切除，以免影响缝合和功能。皮肤大片撕脱或脱套性撕裂者，可将撕脱的皮肤行一期全层或中厚皮片游离植皮，争取创面全部覆盖。

【注意事项】

1. 清创术前需综合评估病情，如有颅脑伤或胸、腹严重损伤，或已有轻微休克迹象者，需及时采取综合治疗措施。

2. 切除污染创面时，应由外向内、由浅入深，并防止切除后的创面再污染。

3. 清创需彻底，异物需彻底清除，深筋膜需充分切开，有效解除深层组织张力。

4. 术后给予破伤风抗毒素或破伤风免疫球蛋白，并根据伤情给予合适的抗生素预防感染。

5. 引流物在引流24~48小时后，按分泌物的质与量决定是否取出、是否更换敷料。

第五节 伤口换药术

【目的】

1. 了解观察伤口情况，给予相应治疗处理。

2. 清洁伤口或创面，清除脓液、渗液及异物等。

3. 在伤口局部用药、局限炎症，促进肉芽生长，帮助伤口愈合。

【操作前准备】

物品准备：弯盘、镊子、血管钳、生理盐水、75%酒精棉球、无菌敷料、胶布等。

【操作方法】

换药前操作者应洗手，并戴好帽子和口罩。

1. 一般伤口换药。

（1）移去外层敷料，将污敷料内面向上，放在弯盘内。

（2）用镊子或血管钳轻轻揭去内层敷料，如分泌物干结黏着，可用生理盐水润湿后揭下。

（3）一只镊子或血管钳直接用于接触伤口，另一镊子或血管钳专用于传递换药碗中物品。

（4）用75%酒精棉球消毒伤口周围皮肤，用生理盐水棉球轻拭去伤口内脓液或分泌物，拭净后根据不同伤口选择用药或适当安放引流物。

（5）用无菌敷料覆盖伤口并固定，贴胶布方向应与肢体或躯干长轴垂直。

2. 缝合伤口换药。

（1）更换敷料：一般在缝合后第3天检查有无创面感染现象。如无感染，切口及周围皮肤消毒后用无菌纱布盖好。对缝线处有脓液或缝线周围红肿者，应挑破脓头或拆除缝线，按感染伤口处理，定时换药。

（2）拆线：详见本章第六节内容。

3. 其他伤口换药。

（1）浅、平、洁净伤口：用无菌生理盐水棉球拭去伤口渗液后，盖以凡士林纱布。

（2）肉芽过度生长伤口：正常的肉芽色鲜红、

致密、洁净、表面平坦。如发现肉芽色泽淡红或灰暗，表面呈粗大颗粒状，水肿发亮、高于创缘，可将其剪除，再将盐水棉球拭干，压迫止血。也可用10%～20%硝酸银溶液烧灼，再用等渗盐水擦拭。若肉芽轻度水肿，可用3%～5%高渗盐水湿敷。

（3）脓液或分泌物较多的伤口：此类创面宜用消毒液湿敷，以减少脓液或分泌物。湿敷药物视创面情况而定，可用1∶5 000的呋喃西啉或漂白粉硼酸溶液等。每天换药2～4次，同时可根据创面培养的不同菌种，选用敏感的抗生素。对于有较深脓腔或窦道的伤口，可用生理盐水或各种有杀菌去腐作用的消毒液进行冲洗，伤口内适当放引流物。

（4）慢性顽固性溃疡：此类创面由于局部循环不良、营养障碍或切面早期处理不当，或由于特异性感染等原因，常出现长期溃烂，久不愈合。处理此类创面时，首先找出原因，改善全身状况，局部用生肌散、青霉素等，可杀灭创面内细菌，促进肉芽生长。

第六节 拆 线

【适应证】

1. 无菌手术切口，局部及全身无异常表现，已到拆线时间，切口愈合良好者。

2. 伤口术后有红、肿、热、痛等明显感染者，应提前拆线。

【禁忌证】

遇有下列情况，应延迟拆线：

1. 严重贫血、消瘦，轻度恶病质者。
2. 严重失水或水电解质紊乱尚未纠正者。
3. 患者为老年人及婴幼儿。
4. 咳嗽没有控制的胸、腹部切口。

【操作前准备】

物品准备：无菌换药包、小镊子2把、拆线剪刀及无菌敷料等。

【操作步骤】

1. 取下切口上的敷料，用酒精由切口向周围消毒皮肤一遍。

2. 用镊子将线头提起，将埋在皮内的线段拉出针眼之外少许，在该处用剪刀剪断，用镊子向剪线侧拉出缝线。

3. 用酒精消毒皮肤一遍后覆盖纱布，胶布固定。如图2-27。

【注意事项】

1. 外科手术拆线时间。

（1）面颈部4~5天；下腹部、会阴部6~7天；

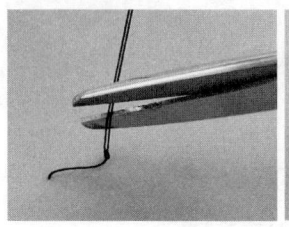 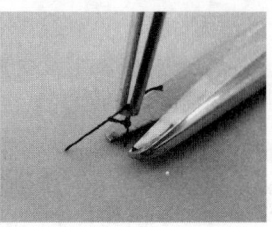

图2-27 剪线及拆线

胸部、上腹部、背部、臀部7~9天；四肢10~12天，近关节处可延长一些；减张缝线14天方可拆线。

（2）眼袋手术、面部瘢痕切除手术在手术后4~6天拆线。

（3）乳房手术在手术后7~10天拆线。

（4）关节部位及复合组织游离移植手术在手术后10~14天拆线。

（5）重睑手术、除皱手术在手术后7天左右拆线。

2. 特殊人群注意事项。

（1）对营养不良、切口张力较大等特殊情况可考虑适当延长拆线时间。

（2）青少年可缩短拆线时间，老年人、糖尿病患者、有慢性疾病者可延迟拆线时间。

第七节 脓肿切开引流术

【适应证】
1. 表浅脓肿形成，体查有波动者。
2. 较深部位的脓肿，穿刺回抽有脓液者。

【禁忌证】
1. 霉菌性动脉瘤。
2. 麻醉无效者。
3. 脓肿深部存在异物需要X线或超声定位者。
4. 可能损伤神经血管或肌腱结构者。

【操作前准备】
1. 合理应用抗菌药物。
2. 多发性脓肿及全身情况较差者，应注意改善全身状况。

【操作步骤】
1. 局麻：儿童可用氯胺酮分离麻醉或辅加硫喷妥钠肌肉注射作为基础麻醉。在表浅脓肿隆起处用1%普鲁卡因作皮肤浸润麻醉。
2. 用尖刃刀先将脓肿切开一小口，再把刀翻转，使刀刃朝上，由里向外挑开脓肿壁，排出脓液。随后用手指或止血钳伸入脓腔，探查脓腔大小，并分开脓腔间隔。根据脓肿大小，在止血钳引导下,向两端延长切口,达到脓腔的边缘,把脓肿完全切开。如脓肿较大,或因局部解剖关系,不宜做大切口者,可以做对口引流,使引流通畅。最后,用止血钳把凡士林纱布条一直送到脓腔底部,另一端留在脓腔外,垫放干纱布包扎。如图2-28。

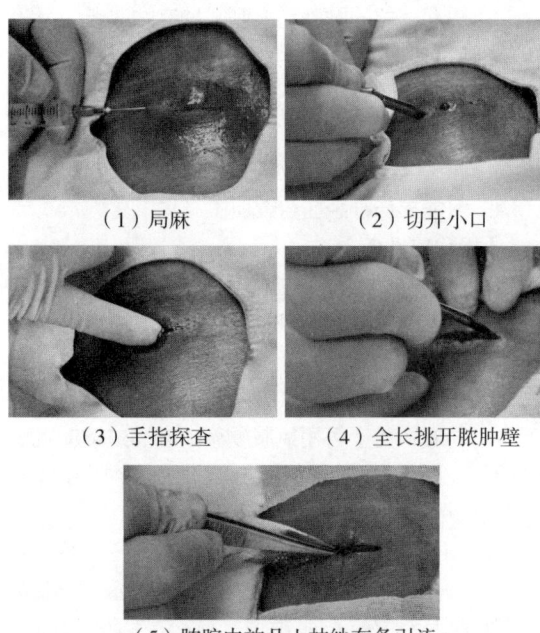

(1) 局麻　　　　　(2) 切开小口

(3) 手指探查　　　(4) 全长挑开脓肿壁

(5) 脓腔内放凡士林纱布条引流

图2-28　脓肿切开引流术操作步骤

【注意事项】

1. 表浅脓肿切开后常有渗血，若无活动性出血，一般用凡士林纱布条填塞脓腔压迫即可止血，不要用止血钳钳夹，以免损伤组织。

2. 放置引流物时，应把凡士林纱布条的一端一直放到脓腔底，不要放在脓腔口阻塞脓腔，影响引流通畅。凡士林纱布条的外段应予摊开，使切口两边缘全部隔开，不要只注意隔开切口的中央部分，以免切口两端过早愈合，使引流口缩小，影响引流。

3. 术后第2天起更换敷料，拔除凡士林纱布条，检查引流情况，并重新放置凡士林纱布条后包扎。

第八节 导尿术

【适应证】

1. 诊断性导尿。

（1）留尿做细菌培养，包括普通培养和膀胱灭菌尿培养。

（2）用于逆行性膀胱造影和尿流动力学监测。

2. 治疗性导尿。

（1）用于治疗尿失禁。

（2）用于治疗急性或慢性尿潴留的导尿减压。

（3）用于泌尿系统术后留置导尿管以促进创面愈合。

（4）用于治疗神经源性膀胱疾病。

【禁忌证】

1. 绝对禁忌证：已知或怀疑有下尿路创伤时。
2. 相对禁忌证：凝血功能不全。

【操作前准备】

物品准备：导尿包、导尿管（成人一般14F、16F）、消毒液、液体石蜡、利多卡因、无菌敷料、无菌盐水、无菌手套、10 mL注射器、胶布等。

【操作步骤】

1. 患者仰卧，消毒外生殖器，男性先从外尿道口开始消毒，然后到周围皮肤；女性先从大阴唇周围开始，然后到外尿道口。用纱布包绕阴茎。

2. 术者左手中、环指夹住阴茎，并以拇指、示指分开外尿道口；女性则用拇指、示指分开大阴唇，显露外尿道口。

3. 根据患者年龄及尿道宽度，选择合适的导尿管，外涂液体石蜡，轻轻地从外尿道口插入膀胱。

4. 将注有盐水的注射器连接到导尿管球囊的孔，注入空气或盐水使球囊膨胀。拔出注射器，向外轻拉导尿管至有阻力，将导尿管的引流孔连接尿袋。

【注意事项】

1. 严格无菌操作，预防尿路感染。男性患者消毒时要注意包皮和冠状沟的消毒。

2. 插入尿管动作要轻柔，以免损伤尿道黏膜。若插入时有阻挡感可更换方向再插，见有尿液流出时再插入2 cm，勿过深或过浅，尤忌反复抽动尿管。

3. 导尿管的粗细要适宜，对儿童或疑有尿道狭窄者，导尿管宜细。

4. 对膀胱过度充盈者，排尿宜缓慢，以免骤然减压引起出血或晕厥。对膀胱高度膨胀且又极度虚弱的患者，第一次导尿量不可超过1 000 mL，以防大量放尿，导致腹腔内压突然降低，大量血液滞留于腹腔血管内，造成血压下降，产生虚脱，亦可能造成膀胱突然减压，导致膀胱黏膜急剧充血，引起尿血。

5. 测定残余尿时，嘱患者先自行排尿，然后导尿。残余尿量一般为5~10mL，如超过100 mL，则应留置导尿。

6. 留置导尿时，应经常检查导尿管固定情况，是否有脱出，必要时以无菌药液每天冲洗膀胱一次；每隔5~7天更换尿管一次，再次插入前应让尿道松弛数小时，再重新插入。

第三章 骨科诊疗技术

第一节 皮肤牵引术

皮肤牵引术是将胶布或特制的牵引带固定于伤肢皮肤上,牵引皮肤和肌肉,通过肌肉在骨骼上的附着点传递到骨骼,起到复位和固定的作用。

【适应证】

1. 儿童下肢骨折。
2. 部分成年人的肩部、髋部骨折。
3. 防止关节挛缩,如化脓性关节炎、关节结核所致的关节屈曲挛缩。
4. 关节制动、减压,如髋关节脱位、炎症。

【禁忌证】

1. 有皮肤损伤或开放性骨折者。
2. 骨折移位重叠严重需大重量牵引者。
3. 胶布过敏者。

【操作前准备】

物品准备:宽胶布、中央有孔的扩张板、绳索、绷带、剪刀、牵引架、重锤等。

【操作步骤】

以儿童股骨干骨折为例:

1. 患肢剃除毛发并用肥皂水、清水洗净,拭干。

2. 裁剪适当长(患肢两倍)、宽(3~5 cm)的胶布,中部贴一扩张板,孔中穿过牵引绳,胶布两端从中央剪开一定长度。

3. 胶布上方一般与骨折平面平齐或稍高,扩张板与足底相距5 cm,骨突部垫以小纱布。

4. 以绷带2卷自踝上缠绕患肢,直至胶布顶端远侧1 cm。

5. 患肢置于牵引架上,通过滑车的重锤牵引,一般牵引重量为体重的1/12~1/8,牵引时间为4周。

【注意事项】

1. 注意血运,特别对于儿童双下肢悬吊牵引,应注意双足血运情况。

2. 下肢牵引患者要注意防止腓总神经受压而出现麻痹、足下垂。

3. 每2~3天测量肢体长度并两侧对比,借以调整牵引重量,经常检查调整绷带松紧度。

4. 注意查看牵引装置是否正常,如滑轮是否滑动、牵引重量是否失效。

5. 注意保持正确的牵引力线，若有偏歪，应及时纠正。

6. 牵引3天后床边照X线片复查，以后每周拍片复查1次。

第二节 骨牵引术

骨牵引术是利用克氏针、斯氏针或布巾钳等直接穿进骨骼坚硬的部位对躯体某部位进行牵引，这种牵引力直接作用于骨骼，可起到复位和固定的作用。常用于颅骨、尺骨鹰嘴、股骨髁上、胫骨结节、跟骨牵引等。

【适应证】

1. 成人不稳定性骨折。
2. 年龄大于5岁的儿童不稳定性骨折。
3. 颈椎、骨盆骨折脱位。

【禁忌证】

1. 复合伤，生命体征不稳定者。
2. 严重心脏功能不全者。

【操作前准备】

1. 物品准备：无菌牵引包及血管钳、镊子、无菌巾、克氏针、斯氏针、骨圆针、细钢针、手摇钻或钢锤、纱布、消毒手套、碘酊、酒精、胶布、牵引弓、牵引架及附件、滑轮重锤、绳索等。

2. 解剖复习。

（1）股骨下面为髌股关节，是组成膝关节的一部分。

（2）股骨髁上约10 cm处为股动脉，尺骨鹰嘴内侧、肱骨内髁后外侧有尺神经沟，为尺神经之通道。

（3）膝关节腔后有神经及腘动脉通过。

（4）胫骨结节为髌韧带止点，儿童时其内为未骨化骨髓，故儿童牵引时应注意勿伤及胫骨骨骺，应避开胫骨骨骺部位穿牵引针。

（5）颅骨内板下为脑组织，颅骨板厚度为1 cm，故行颅骨牵引时钻头应注意深度，最好用颅骨牵引特制钻头。

【操作步骤】

1. 股骨髁上牵引：将损伤的下肢置于牵引架上，在髌骨上缘近侧1 cm内，画一条与股骨垂直的横线（老年人骨质疏松，打钉要距髌骨上缘远一些；青壮年骨质坚硬，打钉要距髌骨上缘近一些）。再沿腓骨小头前缘与股骨内髁隆起最高点，各做一条与髌骨上缘横线相交的垂直线，以相交的两点为标志，作为斯氏针的进出点。消毒、局部麻醉后，从大腿内侧标记点刺入斯氏针直至股骨，锤击或钻入斯氏针,使斯氏针穿出外侧皮肤标记点,使两侧牵引针外露部分等长,用布巾钳将进针处凹陷的皮肤拉平,安装牵引弓,在牵引架上进行牵引。牵引所用的总重量应根据伤员体重和损伤情况决定,如骨盆骨折、股骨骨折和髋关节脱位的牵引总重量,成人一般按体重的1/7或1/8计算,年老体弱者,肌肉损伤过多或有病理性骨折者,可用体重的1/9重量。

2. 胫骨结节牵引:将伤肢放在牵引架上,助手用双手牵引踝部固定伤肢,以减少伤员痛苦和防止继发性损伤。自胫骨结节最高点垂直向后2 cm,再向下2 cm处(青壮年偏上,老年人偏下,儿童避开骨骺)穿克氏针或骨圆针。在确定克氏针或骨圆针出入点后,由助手将膝关节下端软组织用力向近侧和稍下方按捺,使该处软组织绷紧,然后在选定点进针,进针应从外向内,防止损伤腓总神经。将床脚抬高20~25 cm,以做对抗牵引。牵引总重量成人一般按体重的1/7或1/8计算。年老体弱者、肌肉萎缩者、粉碎性骨折或有病理性骨折者,可用体重的1/9重量。

3. 跟骨骨牵引:在小腿下方垫一沙袋使足跟抬高,消毒足跟周围皮肤,铺无菌巾,助手执患肢前足部,维持踝关节于中立位,以内踝与足跟顶连线之中点作为穿针点。局部麻醉后,用手摇钻将骨圆针自内侧旋转穿入,直达骨骼。骨圆针贯穿跟骨至对侧皮外,套上牵引弓即可。穿针时应注意穿针方向,胫腓骨骨干骨折时,针与踝关节面略呈倾斜15°角,即针的内侧进入处低,外侧出口处高,有利于恢复腿骨的正常生理弧度。骨圆针比细钢针固定稳妥,适合用于胫腓骨骨折。牵引重量3~5 kg。

4. 尺骨鹰嘴骨牵引:患者仰卧,屈肘90°,前臂中立位。在尺骨鹰嘴尖端下2 cm、尺骨嵴旁边开一横指处,在无菌操作和局部麻醉下,将细钢针自内向外刺入,直达骨骼,注意切勿损伤尺神经,然后徐徐旋转手摇钻垂直钻入,使细钢针贯穿该处骨骼并穿出对侧皮外,装上牵引弓即可。儿童患者做尺骨鹰嘴牵引则更为简便,可用大号布巾钳(先将布巾钳头端的倾角敲平)代替细钢针和牵引弓,按测定点自尺骨嵴两侧钳入骨皮质内即可。适用于肱骨骨折。牵引重量2~5 kg。

5. 颅骨牵引:患者仰卧位,做好皮肤准备。用甲紫在头顶正中划一前后矢状线,再以两侧外耳孔为标志,经头顶划一额状线,两线在头顶相交为中点,张开颅骨牵引弓两臂,钉齿落于距中点两侧等距离的额状线上,落点即为颅骨钻孔部位。另一方法是由两侧眉弓外缘向上述额状线画两条平行的矢状线，交点处即为钻孔的位置。按照无菌操作要求常规消毒铺巾，局麻后，用尖刀在两侧钻孔标志点各做一长约1 cm小横切口，深达骨膜，止血，选用带有安全隔板的颅骨钻头，在颅骨表面向内侧约45°角钻孔，以钻穿颅骨外板为度（成人约4 mm，儿童约为3 mm）。要求在操作过程中随时检查深度和方向，切勿穿过颅骨内板伤及脑组织。然后将牵引弓两钉齿插入骨孔内，拧紧牵引弓螺丝钮，缝合切口并用乙醇纱布覆盖伤口。牵引弓系牵引绳通过滑轮和重锤进行牵引。抬高床头，注意调整牵引方向。牵引重量一般第1、2颈椎用4 kg，以后每下一椎体增加1 kg。复位后维持牵引重量为3~4 kg。为了防止牵引弓滑脱，可于牵引后第1、2天内，每天将牵引弓的螺丝加紧一扣。

6. 拇指及其他四指牵引：常规皮肤消毒铺巾后，在局麻下，将1枚细的克氏针穿过拇指末节指骨，通过塑形石膏与"U"形铁丝圈，置拇指于功能位牵引。其他四指牵引的操作方法同拇指牵引，安放好牵引弓，将"T"形铝制夹板用石膏绷带固定于前臂掌侧，保持腕、掌指关节功能位，在前臂石膏管型的掌侧放一铁丝钩，用橡皮圈连接牵引弓及铁丝钩进行牵引。

【注意事项】

1. 严格执行无菌操作,防止穿刺部位感染,操作时要从安全穿刺路径进针,严防穿入关节囊或损伤附近的重要神经、血管。

2. 牵引2~3天后在床边照X线片了解骨折对位情况,复位后每周复查照X线片1次,涉及四肢的牵引应测量肢体长度,并两侧对比,借以调整牵引重量。

3. 注意患肢血运,避免使膝关节极度伸直,以免造成腓总神经麻痹,尤其是老年患者,应慎防牵引造成腓总神经损伤,可在牵引时于膝关节下垫一软枕以保持膝微屈。

4. 颅骨牵引后,每天稍拧紧牵引弓,以防松脱。

5. 牵引针口及时换药。

第三节　骨折手法整复

骨折手法整复是利用力学的三点固定原则和杠杆作用的原理,根据骨折移位的情况,选择合适的手法,逆外力损伤的途径,进行骨折端整复。

【适应证】

1. 绝大多数闭合骨折,特别是四肢骨折。

2. 部分开放性骨折，如伤口较小或伤口经清创关闭后估计手法整复效果良好者。

3. 没有手法复位禁忌证者。

【禁忌证】

1. 年老体弱，对骨折功能恢复要求不高者。

2. 病危或复合伤，以抢救生命为首要目的者。

3. 较严重的开放性骨折（包括伤口污染严重者）。

4. 估计手法整复难以成功，或成功后难以维持固定者，如股骨干骨折严重缩短移位、某些斜形的不稳定骨折。

【操作前准备】

物品准备：骨折固定器具（如夹板、石膏、绷带、压垫等）、外用药、复位床。有条件可在麻醉下进行。

【操作手法】

1. 拔伸。主要用于矫正患肢的重叠移位。一般是由术者和助手分别握住患肢的远端近端，对抗用力牵引。

2. 旋转。主要用于矫正骨折的旋转移位。一般是由术者手握骨折远段，在拔伸的情况下，围绕肢体纵轴向内或向外旋转以恢复肢体的正常生理轴线。

3. 折顶。主要用于单靠拔伸不易完全矫正的重叠移位。要点是先做加大骨折成角拔伸，至两断端同侧骨皮质相遇时，骤然将成角矫直，使断端对正。本法要慎用，操作要仔细，以免骨锋损伤重要的软组织。

4. 回旋。主要用于有背向移位（即两骨折面因旋转移位而反叠）的斜形骨折。一般是术者一手固定近端，另一手握住远端，按移位途径的相反方向回旋复位。

5. 分骨。主要用于尺骨、桡骨、掌骨、跖骨骨折，骨折端因成角移位及侧方移位而相互靠拢时，方法是术者用两手拇指及示指、中指、环指，分别挤捏骨折处背侧及掌侧骨间隙，使靠拢的骨折端分开。

6. 屈伸。用于骨折脱位的整复。方法是术者一手固定关节的近端，另一手握住远端沿关节的冠状轴摆动肢体以复位。

7. 横挤。主要用于重叠、成角及旋转移位矫正后还有侧方移位者。方法是在持续手力牵引下，术者两手拇指压住突出的远端，其余四指捏住近侧骨折端，向上用力使"陷者复起，突者复平"。或术者借助掌、指分别按压远端和近端，横向用力夹挤以矫正之。

8. 纵压。主要用于检查横形骨折的复位效果。方法是术者两手固定骨折部，让助手在维持牵引下稍稍向左、右、上、下摇摆远端，术者双手可感觉到骨折的对位情况，然后沿纵轴挤压，若骨折处不发生缩短移位则说明骨折对位良好。

【注意事项】

1. 复位前应充分了解病情（特别是要反复查看X线片），研究确定最佳整复方法，预计和考虑整复过程及整复后可能遇到的困难、问题及相应的处理措施。

2. 手法要及时、稳妥、准确、轻巧，避免因反复整复而加重损伤。

3. 复位后检查：

（1）观察体形，触摸肢体轮廓，与健侧对比，初步确认复位满意度。

（2）X线摄片复查，鉴定复位是否符合标准。

（3）血液循环检查。

（4）感觉活动等神经检查。

第四节　脱位复位

脱位是指正常的骨端关节之间的相互关系发生分离移位，而不能自行复位者。脱位复位是选择合适的手法，根据脱位情况，使分离移位的关节恢复正常的相互关系。

【适应证】

1. 新鲜外伤性脱位。

2. 复合性创伤，无昏迷或其他脏器损伤和危重休克者。

3. 经X线确诊为关节脱位者。

【禁忌证】

1. 开放性关节脱位，创口未经清创手术者。

2. 复合性创伤，患者有进行性出血，生命体征不稳定。

3. 患者有精神病，不能与医生合作时。

4. 诊断未明确，未做X线检查确诊者。

5. 陈旧性脱位超过3个月，关节严重粘连，或已明显有骨化性肌炎者。

【操作前准备】

1. 复位治疗床，备宽布带。

2. 麻醉药物，如普鲁卡因等。

3. 外敷药物和固定器材，如夹板、绷带或悬吊巾。

【操作步骤】

1. 拔伸牵引，欲合先离。术者与助手顺势对抗牵引，力度适中恰当。

2. 让脱出之远端从原路返回，在足够的牵引后，用端提等手法，徐徐屈曲关节，使其入臼。

3. 利用杠杆原理，以脱位肢体的远端为力点，脱位关节囊为支点，通过旋转、内收、外展或伸屈等活动，使其入臼。

4. 入臼后认真检查关节的外形与活动功能是否完好，并借助关节的特殊检查体征，确认脱出端已入臼，如肩关节之搭肩试验。

【注意事项】

1. 在整复时若牵引不充分，关节重叠未牵开，切勿过急屈曲关节，以免造成人为的骨折损伤，尤其是年老骨质疏松者。

2. 利用杠杆原理复位时，切忌用力粗暴，以免引起骨折和加重损伤。

3. 一般新鲜脱位，整复操作适当，可不需麻醉，若患者肌肉发达，或是复杂性脱位，或患者疼痛难受，可用针刺麻醉、臂丛麻醉、硬膜外麻醉等，以减轻患者痛苦。

4. 脱位合并近关节的骨折者，原则上先整复脱位，再处理骨折。

第五节 局部封闭

局部封闭是指应用利多卡因、普鲁卡因等局部麻醉药物,或配合类固醇类药物在疼痛的部位注射,从而达到消炎、解除疼痛的效果。

【适应证】

运动系统急慢性损伤。

【禁忌证】

局部感染、药物过敏。

【操作前准备】

1. 普鲁卡因皮试。

2. 消毒酒精、碘酒,棉签,5 mL注射器,7号针头,0.5%~2%普鲁卡因或利多卡因3~5 mL,5%泼尼松龙5 mL,抗过敏性休克药物如肾上腺素。

【操作步骤】

以网球肘(肱骨外上髁炎)为例:

1. 定位肱骨外上髁压痛点。

2. 配制比例为3:1的普鲁卡因(或利多卡因)与泼尼松龙的混合药物。摇匀泼尼松龙,打开碘酒、酒精消毒药瓶盖,注意脱碘完全,先抽取泼尼松龙液1 mL;普鲁卡因皮试阴性者可抽取普鲁卡因3 mL,阳性者抽取利多卡因3 mL,备用。

3. 局部皮肤消毒。

4. 将注射针头于定位点迅速刺入皮下,直至骨膜下,有针头碰触骨质感为止。

5. 回抽注射器,看是否有血液抽出,如有回血应退针头至皮下调整角度或深度穿刺,直至无血液抽出。

6. 缓慢推注药物,观察并询问患者有无异常反应或不适。

7. 药物注射完毕,迅速退出针头,用酒精棉签压迫针孔并消毒。

8. 按压痛点,检查是否存在压痛,如疼痛消失表明注射定位准确,作用明显。

9. 如仍有疼痛表明注射定位不够准确,可采用局部指压的方法帮助药物扩散。

10. 操作完毕后留观15～30分钟,如无异常反应,则操作完成。

【注意事项】

1. 操作过程严格无菌操作。

2. 普鲁卡因(或利多卡因)与泼尼松龙的比例不得低于2∶1。

3. 消毒过程中,脱碘要完全,避免残留碘通过针头带入组织内,引起碘刺激反应。

4. 尽量避免将含泼尼松龙等局部封闭药物注射

入肌腱或韧带组织内，泼尼松龙等可导致胶原脆性增加或急性坏死，从而出现肌腱或韧带断裂。

5. 禁止将药物注射入血管内，从而导致低血压或休克反应。

6. 注射过程中必须密切观察患者有无异常反应，注射后常规留观15~30分钟；异常反应有急性药物过敏性休克、体位性低血压、晕针。如有异常反应应及时抢救，对症处理。

7. 有部分患者可能因局部注射泼尼松龙，刺激加重局部炎症反应，导致疼痛加剧，因此注射后应告知患者，24小时后疼痛大部分可缓解。

8. 局部封闭一周一次，一般可做2~3次，无论有效无效都不得连续做超过3次。

第六节 夹板固定

夹板固定是指骨折复位后选用杉树皮、柳木板、竹板和纸板等材料，根据患者肢体形态加以塑形，制成适用于各部位的夹板，并用系带缚扎，以固定垫配合保持骨折复位时的位置。其固定骨折的原理是从肢体功能要求出发，根据运动学原理，通过适当的牵引力和反牵引力，加上夹板的固定包扎，起到使骨折端复位、制动和解除肌肉痉挛等作用，重新恢复肢体内部动力的平衡。

【适应证】

1. 四肢闭合性骨折。

2. 四肢开放性骨折，创面小或经处理后创面已愈合者。

3. 陈旧性四肢骨折适合于手法复位者。

【禁忌证】

1. 四肢开放性骨折，创面较大或合并有神经血管损伤者。

2. 局部有红肿热痛急性感染者。

【操作前准备】

物品准备：制作好的夹板、大绷带（折叠成1~2 cm宽）、扎带3~4条、固定垫、医用棉花、含消肿止痛类中药的油纱或蜂蜜绷带。

【操作步骤】

1. 固定前敷药。使用油纱或绷带均匀缠缚四肢骨折肿胀处。

2. 放置固定垫。采用三垫固定法或两垫固定法，并使用分骨垫，形成杠杆力或分挤力，防止再次移位。

3. 放置保护棉垫。遇有腋窝、腘窝等血管神经丰富之处，应加用保护棉垫。

4. 夹板缚扎固定。放置夹板于肢体四周，用扎带依次缠绕夹板的中间、远端、近端,扎带缠绕两圈后,扎活结于前侧或外侧板上。扎带松紧度以缚扎后能在夹板面上下移动1 cm为宜。

【注意事项】

1. 抬高患肢,以利于肢体肿胀消退,可用软枕垫高患肢。

2. 密切观察肢端感觉与血运,在固定后1~4天内注意肢端动脉搏动以及温度、颜色、感觉、肿胀程度,以及手指或足趾的主动活动度等,防止缺血性肌挛缩的发生。

3. 夹板内固定垫处、夹板两端或骨骼隆突部位出现固定的疼痛点时,应及时拆开夹板进行检查,防止压迫性溃疡的发生。

4. 注意经常调整夹板松紧度。

5. 定期做X线透视或拍片检查,如有移位,可及时复位。

6. 及时指导患者进行功能锻炼。了解骨折是否再次发生移位,特别在固定后两周内要勤于检查。

7. 根据骨折临床愈合的具体情况,决定是否解除夹板固定。

第七节 石膏绷带技术

石膏绷带技术是运用石膏绷带制作成各种固定石膏类型并包扎机体的各个部位,达到固定与治疗患部的目的。常见石膏固定类型有石膏托、石膏夹、石膏管型,躯干石膏包括头胸石膏、颈胸石膏、石膏背心、石膏床,肢带关节石膏包括髋人字石膏、蛙式石膏。

【适应证】

1. 骨折和关节损伤需固定者。
2. 骨与关节结核、化脓性炎症。
3. 四肢神经、血管、肌腱、骨病手术后需制动者。
4. 躯干和肢体手术矫形后需外固定者。

【禁忌证】

1. 确诊或可疑伤口有厌氧细菌感染者。
2. 进行性浮肿者。
3. 全身情况恶劣,如休克。
4. 严重心、肺、肝、肾等疾病患者,孕妇,进行性腹水患者禁用大型石膏。
5. 新生儿、婴幼儿不宜长期石膏固定。

【操作前准备】

1. 物品准备。

石膏绷带、绷带、纱布、棉垫、衬垫套、棉纸、40℃温水、石膏剪、手术刀、标记笔、胶单。特殊位需石膏床。

2. 操作前准备。

（1）清洁肢体。固定部位肢体用肥皂水及清水清洗干净。

（2）衬垫放置。用棉纸或衬垫套均匀、松紧适度地缠套或缚于需固定的肢体上。

（3）将棉垫缠缚于肢体骨突处，如双腕、踝、髌骨、跟骨后及跟腱、尾骶、髂骨前后棘、肘后、肩峰、股骨大转子等，防止发生压疮。

（4）体位。关节位置需维持于功能位，特殊治疗性体位有先天性髋脱位固定双髋时的蛙形体位及上肢外展体位等。

（5）石膏条的制作。按固定部位长度，在玻璃板上将石膏绷带反复折叠至所需层数，并根据特殊部位的形状，相应剪裁，使其便于塑型。石膏条可用于石膏托、石膏夹的制作。

（6）石膏浸水。将石膏绷带或已折叠成卷状的石膏条按需要的顺序依次浸入水中，直至浸透、无气泡。用双手轻挤石膏两端，挤出水分并避免挤出石膏绷带中的石膏材料。

【操作方法】

1. 石膏托的操作。前臂石膏托用宽10 cm石膏绷带10层左右,下肢石膏托用宽15 cm石膏绷带12层左右,宽度以能包围肢体周径2/3左右为宜。将浸透的石膏绷带铺在胶单上,搓揉使石膏中的水分分布均匀后,展开成条状,抹平,放置相同大小的棉纸,再置于肢体背侧或后侧,用绷带包缠2~3层,可固定肢体。

2. 石膏夹的操作。按石膏托法制作石膏条,将2条石膏条分别贴置于被固定肢体的伸展侧或屈侧,用手抹缚,使石膏带贴于肢体,先用湿绷带包缠2层固定,再用干绷带继续包缚。用于骨折早期已肿胀或可能发生肿胀的肢体,防止石膏管型固定导致肢体缺血。

3. 石膏管型的操作。石膏管型常用于四肢的固定,为增加关节或受力部位的强度而与石膏条结合使用。将石膏条缚布于需固定肢体前或侧位,或需加固部位,然后使用浸透的石膏绷带沿肢体由近至远环绕缠缚肢体。缠缚的石膏绷带每圈可重叠1/2或1/3,缠绕过程中,用力均匀,边缠绕边扶抹石膏绷带,使石膏绷带间贴附无间隙或气泡,石膏分布均匀;在肢体粗细过渡处出现石膏绷带双边松紧不均时,可将松弛侧边折叠并抹平。均匀反复缠绕上肢10层左右,下肢12层左右,需加固处可反复增加数层。

4. 石膏塑型。石膏托、石膏夹或石膏管型缠缚完成后,在石膏尚未凝固时,为使石膏贴缚肢体,或维持肢体关节功能位及良好的骨折后骨干轴线与对位,须对石膏进行塑型,即用掌抹压石膏塑型部位,直至石膏凝固。

5. 修整。石膏尚未完全凝固时,可对关节屈曲部位、管型两端进行修整,剪除过多的皱折折叠石膏及锐利的边角;用湿水绷带拂抹表面石膏,使之光滑,无气孔,清理干净表面残留的石膏颗粒;对于石膏管型固定部位有小的创面需要换药者,可以用手术尖刀开窗,便于换药。

6. 在固定石膏表面用标记笔标明实施固定的日期。

7. 用湿纱布抹去固定周围残留的石膏材料,防止石膏颗粒进入固定管型内,刺激肢体皮肤。

【固定后注意事项】

1. 要维持石膏固定的位置直至石膏完全凝固。

2. 应抬高固定肢体,预防患肢肿胀,石膏干后即开始未固定关节的功能锻炼。

3. 密切观察固定肢端血运、感觉和运动情况,如有肢体剧痛、麻木、肢端血供障碍等不适情况，应立即拆除石膏，紧急处理肢体血运障碍情况。

4. 肢体肿胀消退后，石膏固定松动，应及时调整，石膏管型应拆除更换。

5. 注意固定部位肢体保暖，防止肢体受冷影响肢体血运。

第八节 杉树皮夹板制作

夹板固定选择的材料需具有一定的弹性、韧性和可塑性，并能被X线穿透。临床常用的有杉树皮、柳木板、竹片、厚纸板、黏合板、金属铝和塑料等，南方多选择杉树皮做夹板材料。杉树皮取材容易，制作夹板简单。选择杉树皮时多选用生长期在10年以上、存放时间不超过3年、树皮质韧、含油质不易折断、厚度0.6 cm左右、少节痕、无虫蛀、较完整者。杉树皮夹板常配以衬垫与外套衬垫，衬垫常选用棉花、海绵、棉毡为原料，外套衬垫则以绷带为原料。

【适应证】

1. 四肢闭合性骨折。

2. 四肢开放性骨折，创面小或经处理后创面已愈合者。

3. 陈旧性四肢骨折适合于手法复位者。

【禁忌证】

1. 四肢开放性骨折,创面较大或合并有神经血管损伤者。

2. 局部有红肿热痛急性感染者。

【操作前准备】

物品准备:杉树皮数块、大绷带、医用胶布、医用棉、剪刀、材刀、木板操作台。

【操作方法】

以临床常用四夹板为例:

1. 量取需固定肢体前后内外各侧面的宽度及各侧面需固定肢体的长度,用剪刀或材刀切取相应宽度和长度的杉树皮。由于固定需要,各侧面的长度会是不一致的。

2. 削去杉树皮表层粗糙浮皮,直至平整为止,将夹板两端四角修剪成圆弧形。

3. 用0.3~0.5 cm厚的医用棉在夹板与肢体接触面做衬垫,再用绷带包缠做外套,以胶布固定。

4. 对需要弯曲塑型的部位,先在该部位粘贴一层胶布,以增强夹板的韧性防止折断,然后用材刀背在需塑型的部位敲打,使杉树皮变软。塑型时用力应轻柔,避免折断杉树皮。

5. 为配合骨牵引或超关节固定,有时需要在固定肢体内外侧的夹板上钻孔,以便于克氏针穿过或超关节缚扎。

【注意事项】

1. 需超关节固定者,夹板一般超出至关节外能缚扎绷带为度(3~5 cm);不超关节者,以不妨碍关节活动为度。

2. 夹板宽度按肢体周径而定,以缚扎后夹板之间不相接触,以及缚扎带不会压迫到肢体组织为原则。

第四章 妇科诊疗技术

第一节 妇科检查

妇科检查（盆腔检查）的范围包括外阴、阴道、子宫颈、子宫体、子宫附件及其他宫旁组织。其检查方法主要借助于阴道窥器、双合诊、三合诊及直肠-腹部诊行女性生殖器官的视诊、触诊检查。

【适应证】

疑为妇产科疾病或须排除妇产科疾病者及体检中的妇科盆腔检查。

【禁忌证】

1. 无性生活史的患者禁做双合诊、三合诊及阴道窥器检查；若病情需要必须施行者，须经患者及家属签字同意。

2. 危重患者若非必须立即行妇科检查者，可待病情稳定后再施行。

【操作前准备】

1. 物品准备：一次性臀部垫单、橡胶手套（必要时用无菌手套）、阴道窥器、生理盐水或液体石蜡。

2. 其他事项：

（1）应关心体贴患者，态度严肃、语言亲切、动作轻柔；对精神紧张的患者更要耐心指导，使其配合。还要注意保持环境安静，保持室温和器械温度适宜。

（2）男医师对患者进行检查时，需有其他医护人员在场，以减轻患者紧张心理和避免发生不必要的纠纷。

（3）除尿失禁患者外，检查前应排净小便，必要时导尿排空膀胱；若须行尿液检查者应先留尿标本送检。大便充盈者应在排便或灌肠后检查。

（4）每检查完一人后应更换垫单，以防交叉感染。

（5）检查时常取膀胱截石位，检查者面向患者，立在患者两腿之间。尿瘘患者有时须取膝胸位。危重患者不宜搬动时可在病床上检查。

（6）尽量避免在经期做盆腔检查。但异常出血者则必须检查。为防止感染，检查前应消毒外阴，并使用无菌手套和器械。

（7）无性生活史患者禁做双合诊及阴道窥器检查，可用示指放入直肠内行直肠-腹部诊。若确有检查必要，必须先征得患者及家属同意，然后方可以示指缓慢放入阴道扪诊或行前述检查。

（8）对于疑有盆腔内病变但腹壁肥厚或高度紧张不合作或未婚患者，若盆腔检查不满意，可在肌内注射哌替啶后，甚至必要时在麻醉下进行彻底的盆腔检查，以期做出较正确的诊断。

（9）对一些多次盆腔检查可能促使病变发展的疾病，应结合其他辅助检查如B超等了解盆腔情况。

【操作方法】

1. **外阴部检查**：观察外阴发育、阴蒂长度和大小、阴毛多少和分布、皮肤和黏膜色泽及质地变化，注意有无畸形、水肿、皮炎、溃疡、赘生物，有无增厚、变薄或萎缩，有无产后侧切或陈旧性撕裂瘢痕等。女性阴毛为倒三角形分布，两侧小阴唇合拢遮盖阴道外口。用右手拇指和示指轻轻分开小阴唇，暴露阴道前庭及尿道口和阴道口。注意前庭大腺及尿道口有无红肿、硬痛或脓液溢出。未婚者的处女膜完整未破，其阴道口勉强可容示指；已婚者的阴道口能容两指通过；经产妇的处女膜仅余残痕或可见会阴侧切瘢痕。必要时还应让患者用力向下屏气，观察有无阴道前后壁膨出、子宫脱垂或尿失禁等。

2. **阴道窥器检查**：根据患者阴道口大小和阴道壁松弛情况，选用适当大小的阴道窥器。无性生活史者非经本人同意，禁用阴道窥器检查。

（1）检查阴道。嘱患者放松并旋转阴道窥器，观察阴道前后壁和侧壁黏膜色泽、皱襞多少及有无瘢痕、溃疡、赘生物或囊肿等；观察阴道穹有无隆起或变浅。注意阴道分泌物的量、颜色、性质及有无臭味。分泌物异常者应做涂片检查寻找滴虫、真菌、淋菌及线索细胞等，必要时培养。还要注意患者是否有双阴道或阴道隔等先天畸形存在。

（2）检查宫颈。暴露宫颈后，观察宫颈大小、颜色和外口形状。注意有无糜烂、出血、撕裂、外翻、腺囊肿、息肉、肿块或赘生物等，注意宫颈管内有无出血或分泌物。同时应进行宫颈细胞学制片、宫颈管分泌物涂片和培养标本。

3. 双合诊：检查者用一手的两指或一指放入阴道，另一手在腹部配合检查。目的在于扪清阴道、宫颈、宫体、输卵管、卵巢、子宫韧带、宫旁结缔组织及盆腔内其他器官和组织有无异常。

（1）检查阴道。了解阴道松紧度、通畅度和深度，注意有无先天畸形、瘢痕、结节或肿块和触痛。

（2）检查宫颈。了解宫颈大小、形状、硬度及宫颈外口情况，注意有无接触性出血、有无宫颈举痛。

（3）检查子宫。将阴道内手指放在宫颈后方，另一手掌心朝下、手指平放在患者腹部平脐处，当阴道内手指向上向前方抬举宫颈时，腹部手指向下向后按压腹壁，并逐渐向耻骨联合部移动，通过内、外手指同时抬举和按压，相互协调，即可扪清子宫的位置、大小、形状、硬度、活动度、表面情况及有无压痛。多数妇女的子宫位置一般呈前倾略前屈位。

（4）检查附件。在扪清子宫后，将阴道内手指由宫颈后方移至一侧阴道穹部，尽可能往上向盆腔深部扪触；与此同时，另一手从同侧下腹壁髂嵴水平开始，由上向下逐渐移动按压腹壁，与阴道内手指相互对合，以触摸该侧子宫附件处有无增厚、肿块或压痛。对触到的肿块，应查清其位置、大小、形状、质地或硬度、活动度、边界和表面情况、与子宫的关系及有无压痛等。正常输卵管不能触及。正常卵巢偶可扪及，约为 $3\ cm \times 2\ cm \times 1\ cm$ 大小可活动的块状物，触之略有酸胀感。

4. 三合诊：指腹部、阴道、直肠联合检查，是双合诊检查的补充。以一手示指放入阴道，中指放入直肠以替代双合诊时阴道内的两指，其余具体检查步骤与双合诊检查时相同。三合诊的目的在于弥补双合诊的不足，通过三合诊可更进一步了解后倾或后屈子宫的大小，发现子宫后壁、直肠子宫陷凹、宫骶韧带和双侧盆腔后部病变及上述结构与邻近器官的关系，扪清主韧带及宫旁情况以估计盆腔内病变范围，特别是癌肿与盆壁间的关系，还可扪诊阴道直肠隔、骶骨前方或直肠内有无病变等。

5. 直肠-腹部诊：将一手示指伸入直肠，另一手在腹部配合检查。一般适用于无性生活史、阴道闭锁或因其他原因不宜行双合诊的患者，但检查结果多不如双合诊和三合诊满意。直肠-腹部诊还可了解肛门直肠黏膜有无息肉、肿瘤等，以及妇科病变与直肠的关系。

【注意事项】

1. 置入阴道窥器时，应先用液状石蜡或肥皂液润滑窥器两叶前端，以减轻插入阴道口时的不适感。但如拟做宫颈刮片或阴道上1/3段细胞学检查，可改用生理盐水润滑。

2. 腹肌紧张时，可边检查边与患者交谈，以减轻患者紧张情绪，还可让患者张口呼吸以使腹肌放松。

3. 双合诊时，两手指放入阴道后，如患者感觉疼痛不适，可用一指替代双指检查。

4. 将手指伸入肛门时，可嘱患者像解大便一样用力向下屏气，以使肛门括约肌自动放松，减轻患者的疼痛和不适感。当经上述各种处理仍无法查明盆腔内解剖关系时,应停止检查,以免继续强行扪诊徒然增加患者痛苦,可待下次盆腔检查或结合B超等辅助检查以了解盆腔情况。

第二节 阴道分泌物检查

阴道分泌物即白带,主要来自宫颈腺体、前庭大腺,此外还有子宫内膜、阴道黏膜的分泌物等。

一、标本采集

阴道标本采集前24小时,禁止性交、盆浴、阴道检查、阴道灌洗及局部上药等,通常由妇产科医务人员用消毒拭子自阴道深部或阴道穹后部、宫颈管口等处取材,制成生理盐水悬液。

二、一般性状检查

1. 外观。正常阴道分泌物为白色稀糊状,一般无气味,量多少不等,其性状与雌激素水平高低及生殖器官充血情况有关,近排卵期者白带量多,清澈透明、稀薄似鸡蛋清,排卵期2~3天后白带混浊黏稠、量少,行经前量又增加。妊娠期白带量较多。白带异常可表现为色、质、量的改变:

(1)大量无色透明黏白带常见于应用雌激素药

物后及卵巢颗粒细胞瘤。

（2）脓性白带：呈黄色或黄绿色，有臭味，多为滴虫或化脓性细菌性感染引起的。泡沫状脓性白带，常见于滴虫性阴道炎；其他脓性白带见于慢性宫颈炎、老年性阴道炎、子宫内膜炎、宫腔积液、阴道异物等。

（3）豆腐渣样白带：呈豆腐渣样或凝乳状小碎块，为念珠菌阴道炎所特有，常伴有外阴瘙痒。

（4）血性白带：内混有血液，血量多少不定，有特殊臭味。对这类白带应警惕恶性肿瘤的可能，如宫颈癌、子宫内膜癌等，有时某些宫颈息肉、子宫黏膜下肌瘤、老年性阴道炎、重度慢性宫颈炎和宫内节育器引起的副反应也可在白带中见到血液。

（5）黄色水样白带：由于病变组织的变性、坏死所致。常发生于子宫黏膜下肌瘤、宫颈癌、子宫内膜癌、输卵管癌等。

（6）奶油状白带：见于阴道加德纳氏菌感染。

三、清洁度检查

将阴道分泌物加生理盐水做涂片，用高倍镜检查，主要依靠白细胞、上皮细胞、阴道中的杆菌与球菌的多少划分清洁度，见下表。

清洁度	杆菌	球菌	上皮细胞	白细胞(个/HP)	临床意义
Ⅰ	++++	-	++++	0~5	正常
Ⅱ	++	-	++	5~15	正常
Ⅲ	-	++	-	15~30	提示炎症
Ⅳ	-	++++	-	>30	严重阴道炎

Ⅰ度：阴道中有大量杆菌和上皮细胞，白细胞0~5个/HP，球菌无或极少，属正常。

Ⅱ度：阴道中有中等量杆菌和上皮细胞，白细胞10~15个/HP，球菌少量，亦属正常。

Ⅲ度：阴道中有少量杆菌和上皮细胞，白细胞15~30个/HP，球菌较多，提示有炎症。

Ⅳ度：阴道中无杆菌，有少量上皮细胞，白细胞>30个/HP，大量球菌，多见于严重的阴道炎。

卵巢功能不足、雌激素降低、阴道上皮增生较差时可见阴道中杆菌减少，易感染球菌。单纯清洁度不好而未发现病原微生物，为非特异性阴道炎。当清洁度为Ⅲ~Ⅳ度时常可同时发现病原微生物，提示存在感染引起的阴道炎。

四、滴虫检查

可引起阴道感染的原虫主要是阴道毛滴虫,可致滴虫性阴道炎。患者外阴灼热、痛、瘙痒,阴道分泌物或呈泡沫状,将此分泌物采用生理盐水悬滴法置于低倍显微镜下观察,可见波动状或螺旋状运动的虫体将周围白细胞或上皮细胞推动。在高倍镜下可见虫体为 $8 \sim 45 \mu m$,呈倒置梨形,大小多为白细胞的 $2 \sim 3$ 倍,虫体顶端有前鞭毛4根,后端有后鞭毛1根,体侧有波动膜,借以移动。此时阴道分泌物的清洁度为Ⅲ、Ⅳ度。

阴道毛滴虫生长繁殖的适宜温度为 $25 \sim 42℃$,故在检验时应注意保温,方可观察到阴道毛滴虫的活动。阴道分泌物中查到阴道毛滴虫是诊断滴虫性阴道炎的依据,近年来采用阴道毛滴虫单抗制剂的胶乳免疫凝聚法试剂盒可提高滴虫性阴道炎的诊断率。

检测方法:直接涂片法(最常用方法),将阴道分泌物与少许生理盐水混合涂片,高倍镜下观察,或干燥后用革兰氏或瑞氏染色后油镜观察。

五、真菌检查

真菌有时在阴道中存在而无害,但当阴道抵抗力下降时容易发病,找到真菌为真菌性阴道炎的诊断依据,阴道中的真菌多为白色假丝酵母菌,偶见阴道纤毛菌、放线菌等。采用悬滴法于低倍镜下可见到白色假丝酵母菌的卵圆形孢子和假菌丝。如取阴道分泌物涂片并行革兰氏染色后油镜观察,可见到卵圆形革兰氏阳性孢子或与出芽细胞相连接的假菌丝,呈链状及分支状。

检测方法:湿片法。最常用方法同阴道毛滴虫检查,必要时行革兰氏染色。

六、淋病奈瑟球菌检查

淋病奈瑟球菌的检查首先采用涂片法,子宫颈管内分泌物涂片的阳性率最高,为100%;阴道上1/3部分为84%,阴道口处为35%。一般需将宫颈表面脓液拭去,用棉拭子插入子宫颈管1 cm深处停留10~30秒,旋转一周取出,将分泌物涂在玻片上,革兰氏染色后油镜检查,找革兰氏阴性双球菌,形似肾或咖啡豆状,凹面相对,除散在于白细胞之间外,还可见其被吞噬于中性粒细胞胞质之内,因淋病奈瑟球菌对各种理化因子抵抗力弱,因此涂片法可漏诊,必要时可进行淋病奈瑟球菌培养,培养也有利于菌株分型和药物过敏试验。近年来采用单克隆抗体技术生产的淋病抗血清,可与受检查者子宫颈分泌物中的淋病奈瑟球菌结合,采用免疫荧光技术,在30分钟内即可准确得出结果。此比培养法快,比涂片法准确,较易掌握。此外运用PCR技术也可对淋病奈瑟球菌过少、杂菌过多的标本进行诊断。

对于淋病非显性感染者,其淋病奈瑟球菌的镜检和培养检查常为阴性,但却是淋病的重要传染源。为此,近年来制备了多种检测淋病奈瑟球菌的基因探针。大部分淋病奈瑟球菌内含有多拷贝的4.2 kb隐蔽性质粒,此外淋病奈瑟球菌青霉素抗性主要是由编码β-骨酰胺酶的质粒决定的,用这两种质粒标记的探针与阴道分泌物进行斑点杂交可探测淋病奈瑟球菌及其抗药性,特异性、敏感性均很高。目前还制备出淋病奈瑟球菌DNA探针、菌毛探针和RNA探针,也建立了各种特异性高、敏感性强、简便快速的放射性标记的检测系统,成为淋病奈瑟球菌及其抗药性检查的重要方法。

七、线索细胞及胺试验

阴道加德纳氏菌能产生高浓度的丙酮酸和氨基酸,可被阴道厌氧菌群脱羧基生成相应的胺,引起皮肤黏膜过敏、血管通透性增加、上皮细胞脱落,阴道分泌物呈奶油状大量排出,有恶臭。患者阴道分泌物革兰氏染色后可见阴性或染色不定，有时可染成革兰氏阳性的小杆菌。大小为（1.5～2.5）$\mu m \times 0.5 \mu m$，具有多形性，呈杆状或球杆状，阴道分泌物pH常大于4.5，胺试验阳性。

除对阴道加德纳氏菌进行形态学鉴别外，还可进行阴道菌群检查，由于发生细菌性阴道病时乳酸杆菌减少，加德纳氏菌和厌氧菌增加，可计算乳酸杆菌和加德纳氏菌的数量变化，作为本病的诊断参考。一般取阴道分泌物涂片，革兰氏染色，用油镜观察3～5个视野，计算各种菌的数量。乳酸杆菌为革兰氏阳性大杆菌，（1～5）$\mu m \times 1 \mu m$，常成双、单根、链状或栅状排列，非细菌性阴道病乳酸杆菌>5个/油镜视野，而加德纳氏菌仅可见少许。细菌性阴道病不仅可见到加德纳氏菌，还可见到其他革兰氏阴性或阳性杆菌，无乳酸杆菌或<5个/油镜视野。

寻找阴道分泌物中的线索细胞，是诊断加德纳氏菌性阴道病的重要指标。线索细胞为阴道鳞状上皮细胞黏附多数加德纳氏菌所致，生理盐水涂片可见该细胞边缘呈现锯齿状，细胞已有溶解，核模糊不清，其上附着有大量加德纳氏菌及厌氧菌，使其表面毛糙，有斑点和大量的细小颗粒，亦可用吖啶橙染色法或相差显微镜观察法检查线索细胞。此外还可用培养、气液色谱分析和PCR等方法辅助诊断。

细菌性阴道炎的诊断依据：①线索细胞；②pH＞4.5；③胺试验阳性；④阴道分泌物稀薄均匀。凡有线索细胞，再加上述任意2条，诊断即成立。

胺试验：阴道分泌物中加入几滴10%的氢氧化钾，产生鱼腥样臭味，即胺试验阳性。

第三节　监测排卵

【适应证】

1. 内分泌因素引起的不孕症，可出现月经失调、无排卵性月经和闭经等，需了解卵泡发育情况。

2. 多囊卵巢综合征（PCOS）。PCOS是一种常见的排卵障碍，其病因较复杂，除了不排卵导致闭经或月经不调外，还可出现多毛、肥胖等体征。通过卵泡监测，可发现其卵巢特点为可见多个小卵泡但不能发育成熟。

3. 卵巢早衰引起的不孕症。卵巢功能障碍导致不排卵的常见疾病为卵巢早衰。卵巢早衰是指卵巢内的卵泡已消耗完，需通过卵泡监测了解排卵情况，进而选择合适的受孕方法。

4. 习惯性流产。需通过卵泡监测来了解卵泡生长发育及黄体形成情况，这对判断流产的具体原因及临床治疗方案能起到重要作用。

【监测时间】

1. 月经规则：不管月经周期的长短，只要月经定期来潮，两次月经周期相差不超过7天，排卵日一般在月经前14天左右。月经正常的女性，黄体功能维持14天左右后黄体萎缩，功能减退，月经来潮，所以黄体期固定，而卵泡期可以长短不均。

监测时间：优势卵泡一般从月经周期的第6~8天开始发育，第一次卵泡监测的时间可以在月经周期的第11~12天，此后根据优势卵泡的大小来决定下一次的监测时间。当优势卵泡直径大小在13~15 mm时，下次监测时间间隔为2~3天。当优势卵泡直径大于16 mm时，下次监测时间间隔为1~2天。

2. 月经不规则：卵泡监测应该从月经第3天开始，间断或持续长时间监测，因为卵泡期与月经期不能确定，所以应该延长监测时间。

【监测方法】

（一）基础体温监测

基础体温可以间接反映卵巢功能。所谓基础体温,就是休息6~8小时后,尚未起床、进食或谈话前所测的体温。生育期正常妇女基础体温于排卵前稍低,排卵后由于卵泡形成黄体,基础体温升高,直至下次经期又下降。所以测定基础体温可以了解有无黄体及黄体功能情况,从而进一步了解有无排卵并估计排卵日期,这对卵巢功能失调及不孕症患者的诊断、治疗极为重要。

1. 测定方法:

(1)置备一摄氏体温表(水银表),掌握读表方法。

(2)将体温表放于床旁,每晚临睡前将水银柱甩到35℃以下。

(3)每晨醒后即可测量体温(应放置口内5分钟),如能于每晨固定时间(5~7时)测温则效果更佳,测前严禁起床、大小便、吸烟、进食、谈话等,测后将体温记于记录表内。上夜班者于睡眠6小时后测定。

(4)如有性生活,应于记录表内注明。

(5)感冒、饮酒、失眠、迟睡等,往往影响体温,应于记录表内备注写明,以作参考。

(6)月经周期中如有短暂下腹疼痛、阴道点滴出血、白带突增、性欲增强等情形,可能与排卵有关,应于记录表内注明。

（7）应坚持每日测量体温，坚持两月或两月以上才对诊疗有帮助。

2. 结果判读。双相型体温提示有黄素化，绝大多数情况下提示有排卵。单相型体温提示无排卵。

（二）宫颈黏液检查

宫颈黏液是宫颈腺体的分泌物。有正常卵巢功能的育龄妇女在卵巢性激素的影响下，宫颈黏液的物理、化学性状有周期性变化。临床借助宫颈黏液检查，观察宫颈黏液结晶变化并通过做黏液拉丝试验可以了解卵巢功能。

1. 操作前准备：子宫颈表面分泌物、干棉球拭子、光镜。

2. 操作方法：取子宫颈表面分泌物，用干棉球拭子涂片，高倍镜检查，镜下所见根据所含白细胞（或脓细胞）、结晶阴影及其他有形物体，大致可分为7种类型。

Ⅰ型：为典型的羊齿植物叶状结晶。

Ⅱ型：近似Ⅰ型，但分支较短而少，与树枝着雪后的形状相似。

Ⅲ型：为极细小的结晶，分支极少，有的似金鱼草。主要见于停经后期求偶素（雌二醇）低落时。

Ⅳ型：结晶比较模糊，形似腐败的树枝叶。主要在排卵后出现，片上见有椭圆形或棱形物体和白细胞。

Ⅴ型：基本无结晶，镜下可见白细胞及结晶阴影。

Ⅵ型：主要为椭圆形或棱形物体。长轴顺一方向排列成行，多数在排卵后及妊娠时出现，妊娠时更为典型。

Ⅶ型：主要为白细胞及不成形黏液，在月经前后及绝经期出现。

3. 结果判读：

（1）月经期第5~7天：黏液量极少，质稠，混浊，在载玻片上的干燥标本中，仅见到许多白细胞和不成形的黏液。

（2）排卵前期（卵泡期，月经周期第6~8天到第14天左右）：黏液量逐渐增多，质稀薄而透明，高举时状似蛋清样，拉力增加，可以拉到10 cm左右，结晶从Ⅲ型发展到Ⅰ型。

（3）排卵后期（黄体早期，月经周期第14天左右到第20~22天）：黏液量少，质转稠，透明度明显减低，结晶模糊呈Ⅳ型。结晶带外侧见椭圆体，到结晶消失时只见椭圆体。

（4）月经前期（月经周期第22~28天，即黄体中晚期）：黏液浓稠，混浊，黏性增加，结晶完全消失。载玻片上只见到排列成行的椭圆体，在月经前期1~2天，偶有非典型结晶出现。

（5）妊娠期：黏液量少，质呈黏稠冻样，可见到从Ⅰ型演变到Ⅵ型的过程，或发现典型椭圆体后持续两星期以上而无月经来潮。如妊娠期见到不典型结晶，提示有先兆流产的可能。如有习惯性流产史者，妊娠后一直不出现Ⅰ型结晶，表示妊娠预后良好。

（6）在闭经患者中，如见到宫颈黏液有正常周期性变化，说明其卵巢功能良好，而闭经的原因可能是在子宫。

（7）在月经周期中分泌求偶素高时，宫颈黏液即渐析出羊齿结晶，在行经期，羊齿结晶消失，经后开始少量出现，经后14天左右是排卵期，含量最多，最易找到，以后又逐渐消失。

（8）妊娠后宫颈黏液中的羊齿结晶应逐渐消失，如1~2个月后仍不消失，则有先兆流产的可能。

（三）试纸法

女性在排卵前尿液中的黄体生成素（LH）水平可达到高峰值，因而也可通过排卵试纸来检测宫颈黏液中的LH水平，进而帮助监测排卵，方法是将监测排卵的试纸放在被监测者的尿液中，当出现高峰值颜色时，说明即将排卵。

（四）超声显像监测

一般在月经周期第10天开始监测，观察卵泡直径的变化，在排卵前4天的卵泡直径平均每日约增加3 mm，在排卵前卵泡成熟时直径为17～25 mm，排卵后卵泡消失。连续监测可见在排卵前卵泡不断长大，当最大的卵泡消失时，提示发生排卵。

第四节 妊娠试验

妇女受孕后，可由胎盘绒毛膜滋养层细胞分泌产生人类绒毛膜促性腺激素（HCG），60～70天达高峰值，以后逐渐降低，维持至分娩后。对孕妇尿中的HCG进行检测，可提供妊娠依据，并帮助诊断某些疾病，如葡萄胎、绒毛膜癌、睾丸畸胎瘤等。检测方法现均采用免疫法，即制备HCG或β-HCG单克隆抗体，利用抗原抗体特异性结合反应，准确计算出所测标本的HCG值。

【适应证】

1. 早孕。
2. 闭经。
3. 不规则阴道出血。
4. 滋养细胞疾病。

5. 原发性绒癌。

【检验方法】

1. 尿试纸法。

将抗HCG抗体用胶体金标记，并固化于试纸条上，将试纸标有"MAX"的一端浸入受检尿液中，10～20秒后取出试纸条，水平放置，3～5分钟后观察试纸另一端白色区域的变化。结果判断：对照线和诊断线均显色（红色），结果为阳性；如诊断线不显色，仅出现对照线，为阴性；如对照线不显色，说明试纸条有质量问题，需重新做。金标试纸法可快速准确测定尿中的HCG，目前已经完全取代乳胶凝集试验和生物测定法。

2. 放射免疫测定法。

放射免疫测定法（RIA）是将放射性核素的高度灵敏性和准确性与抗原抗体结合的特异性相结合，可准确测定血液及尿液中的HCG及其亚单位的浓度。测定时将用核素标记的HCG及特异性抗体与待测标本混合，待测标本中HCG将与核素标记的HCG竞争性结合抗HCG抗体，由于抗体和核素标记HCG的数量是恒定的，通过测定核素标记的HCG的值，可推算出待测定标本HCG的值。β-HCG的正常值为5 mg/mL，总HCG正常值为25 mg/mL。放射免疫测定结果准确可靠，但所用核素对环境均会造成一定影响,因此使用受到一定限制。

3. 非放射免疫测定法。

为避免核素对环境造成污染,荧光标记的免疫测定法(FIA)、化学发光物质标记的免疫测定法(CIA)及酶标记的免疫测定法(EIA)应运而生,其中以CIA更为稳定、准确、敏感,可实现检验过程的高度自动化,结果可重复性好,系统误差小,具有试剂稳定、无污染、检测时间短等优点。

第五节 宫颈防癌检查

宫颈防癌检查分为三个阶梯:

第一阶梯:宫颈刮片检查和薄层液基细胞学检测。

现在多采用薄层液基细胞学检测(TCT),该检测技术是在显微镜下观测宫颈细胞,查看宫颈细胞是否有异常。因为宫颈癌变最早是从宫颈细胞的异变开始的。

另外,如果经济条件允许,也可以进行人乳头瘤病毒(HPV)检测,这样准确度会更高些。

第二阶梯:电子阴道镜检查(详见本章第六节)。

经过TCT检测后,如果发现宫颈细胞有异常,则需要进行电子阴道镜检查。电子阴道镜可放大40倍，便于观察宫颈癌前病变好发区表层的细微变化，对于宫颈癌及癌前病变的早期发现、早期诊断具有重要价值。

第三阶梯：宫颈活检（详见本章第七节）。

如果电子阴道镜检查中发现异常，应在特殊染色指导下进行宫颈活检。在电子阴道镜提示下，对可疑病变部位多点取材，分别进行组织病理学检查，可确诊宫颈病变。

经过以上三个阶梯的检查，就可以确定宫颈病变，发现宫颈癌早期病变，防患于未然。

一、宫颈刮片检查

【适应证】

宫颈癌普查。

【操作前准备】

物品准备：阴道窥器、宫颈木刮板、妇科棉签、小棉签、标本盒、干净玻片、小吸管、生理盐水、95%酒精。

【操作方法及步骤】

1. 采集标本。

（1）检查前24小时内应避免性交、阴道冲洗、阴道用药或阴道其他检查。

（2）患者取截石位，用阴道窥器暴露宫颈，轻轻拭去宫颈口及其周边分泌物，在宫颈口用宫颈木刮板（尖端朝宫颈口、斜面靠宫颈）旋转一圈，或用盐水棉签进宫颈管旋转一圈，刮片时用力过重可致损伤出血，用力过轻可能刮下的细胞过少，二者均影响阅片结果。

（3）刮取的细胞立即顺同一方向涂于干净玻片上，不可重复涂抹以免细胞破坏。

（4）立即将玻片放在95%酒精中固定15分钟，不可久留于空气中，以免细胞干燥、皱缩、变形。如标本混有血，应置于醋酸酒精中固定。

（5）详细填写涂片检查请求单，注明涂片号及病历号，无病历号者需注明详细地址。

2. 染色。常用巴氏染色法，其他如绍氏染色法、甲紫染色法等亦较常用。

3. 涂片染色后先在低倍镜下观看，有可疑时用高倍镜复查，一般不用油镜头。

【结果判读】

细胞学诊断标准常用巴氏5级分类法：

Ⅰ级：正常。为正常的阴道细胞涂片。

Ⅱ级：炎症。细胞核普遍增大，淡染或有双核。炎症改变较重、染色质稍多者，需要复查。

Ⅲ级：可疑癌。主要改变在细胞核，表现为增大、核形不规则或有双核，核深染，核与胞浆比例改变不大，称为核异质。

Ⅳ级：高度可疑癌。细胞具有恶性改变，核大、深染。核形不规则，染色质颗粒粗，分布不匀，胞浆少，唯在涂片中数量较少。

Ⅴ级：癌。具有典型恶性细胞的特征且量多。

现临床诊断时将Ⅱ级分为Ⅱa、Ⅱb，其中Ⅱa所见为炎症细胞，Ⅱb涂片中除炎症细胞外尚有少许轻度核异质细胞，为慎重起见应对Ⅱb进行追踪，进一步确定诊断。如有阴道炎等情况，可治疗后再涂片检查。

【注意事项】

1. 假阳性涂片。指涂片阳性而宫颈活检阴性。一般见于以下情况：在急性阴道炎或宫颈炎时检测，涂片者经验不足，将退化变形的柱状上皮和基底细胞误认为癌细胞。

2. 假阴性涂片。指宫颈癌患者涂片上未见癌细胞，可能出现于以下情况：取材部位不当，未刮到宫颈管内病灶；病灶小、局限而未被刮到；癌组织出血坏死，涂片上有红细胞、坏死细胞而无癌细胞；染色太淡或阅片不全面而未被检出。

3. 提高阳性率必须注意下列数点。

（1）取材要全面，宫颈鳞柱交界处是宫颈癌好发部位，刮片时要注意不可遗漏。

（2）宫颈刮片及宫颈管刮片同时进行可提高阳性率。

（3）提高细胞学检验人员的技术水平，加强责任心。

二、薄层液基细胞学检测

薄层液基细胞学检测（TCT）又称TCT宫颈癌筛查，是采用薄层液基细胞学检测系统检测宫颈细胞并进行TBS细胞学分类诊断，它是目前国际上最先进的一种宫颈癌细胞学检查技术，与传统的宫颈刮片巴氏涂片检查相比明显提高了标本的满意度及宫颈异常细胞的检出率。TCT宫颈癌筛查对宫颈癌细胞的检出率为100%，同时还能发现癌前病变、微生物感染的病原体，如霉菌、毛滴虫、衣原体等。

【适应证】

宫颈癌普查。

【操作前准备】

物品准备：阴道窥器、妇科棉签、采集标本刷（宫颈刷）、标本保存液瓶。

【操作步骤】

1. 使用TCT专门的宫颈刷来采集子宫颈细胞样本，采集时需要深入宫颈，以采集到移行带的宫颈脱落细胞。

2. 将已经刷取下脱落细胞的宫颈刷放入装有细胞保存液的小瓶中进行漂洗,使细胞转移到标本保存液瓶中。

3. 在瓶身上写上患者姓名,贴上条形码。

4. 将标本保存液瓶放入全自动细胞制备系统中,对标本细胞进行混匀、过滤、转移,最后贴附到玻片上。

5. 将玻片进行染色制片固定,最后在显微镜下进行观察诊断。

【注意事项】

1. 在做TCT检查前24小时内要避免性生活。

2. 在做TCT检查前24~48小时内不要冲洗阴道或使用阴道栓剂,也不要做阴道内诊。

3. 如有炎症先治疗,然后再做TCT检查,以免影响诊断结果。

4. TCT检查最好安排在非月经期进行。

第六节 电子阴道镜检查

【适应证】

1. 宫颈细胞异常,细胞学巴氏分类法≥Ⅱ级,或TBS(描述性诊断)报告中细胞异型性≥ASC(非典型鳞状细胞）/AGC（非典型腺细胞），或≥ASC伴高危型HPV-DNA检测阳性。

2. 临床有可疑病史或体征，包括接触性出血、异常排液、宫颈外观异常，如慢性宫颈炎、宫颈假性糜烂（宫颈柱状上皮移位或不对称糜烂）、息肉、白斑、湿疣、红区或可疑癌等。

3. 高危型HPV-DNA检测阳性或VIA（醋酸染色肉眼观察）、VILI（复方碘液染色肉眼观察）阳性。

4. 下生殖道湿疣。

5. 外阴或阴道可疑病变。

6. CIN（宫颈上皮内瘤变）和宫颈癌治疗后随诊。

7. 追踪观察宫颈、阴道和外阴病变的动态变化。

8. 其他，如CIN及早期宫颈癌术前了解阴道壁受累情况，妊娠合并CIN的管理等。

【操作前准备】

物品准备：阴道窥器、电子阴道镜、干棉球、5%的醋酸棉球。

【操作步骤】

1. 检查外阴、阴道有无病变。

2. 阴道窥器轻轻置入阴道，充分暴露宫颈阴道部及阴道穹部。

3. 肉眼检查宫颈形态、大小、色泽,有无糜烂、白斑、赘生物,以及分泌物性质等。

4. 用干棉球拭去宫颈表面黏液和分泌物,切勿重擦,以免引起出血。

5. 调节电子阴道镜的焦距(20~30 cm),用白光检查宫颈表面的血管,用5%的醋酸棉球浸湿宫颈表面约30秒,去除黏液,等待1分钟后进行观察,至少2分钟。

6. 电子阴道镜检查推荐按宫颈的四个象限(以宫颈外口为中心按钟表的顺时针方向划分)仔细检查并动态观察:①识别新鳞柱交界(SCJ)的位置;②确认转化区(TZ)的范围;③鉴别转化区内有无病变;④仔细观察异常转化区上皮和血管的微妙变化,以确定病变的性质;⑤加用绿色滤光镜进一步观察血管的特征;⑥按诊断标准解读电子阴道镜下所见图像的意义。

7. 电子阴道镜观察一般从放大4倍开始,逐渐放大到8~10倍,必要时可放大15倍以上,取活检时缩到4倍。

8. 电子阴道镜检查满意,可在异常部位或可疑区多点取材活检(推荐在四个象限取材),在每个象限病变最重的部位取材。如阴道镜检查正常,必要时在每个象限的鳞柱交界或转化区邻近鳞柱交界处取材活检。

9. 若采用Reid评分法，则在最后涂碘液，了解不染色区和病变范围，尤其在电子阴道镜检查无异常时，碘试验可提示活检部位，宜在碘不着色区多点取材活检，但不推荐常规用碘试验。

10. 鳞柱交界内移至宫颈管或病变伸入宫颈管时，可用宫颈管窥具或长棉签协助检查，并常规做宫颈管内膜刮取术（ECC）。

11. 记录电子阴道镜所见图像，保存资料。

12. 做出电子阴道镜初步诊断，或采用Reid评分法进行诊断，并提出处理建议。

【注意事项】

1. 应熟悉阴道镜检查的主要形态学基础：

（1）宫颈被覆上皮：鳞状上皮和柱状上皮。

（2）鳞柱交界（SCJ）和转化区（又称移行带，TZ）。

2. 了解两个试验的原理（醋酸试验和碘试验）。

3. 一般注意事项：

（1）电子阴道镜检查前应告知患者检查的目的，检查中可能有的不适感及活检后有少量阴道出血等，并签署知情同意书。

（2）电子阴道镜检查前应有细胞学检查结果，

至少24小时内不宜做阴道冲洗、宫颈细胞学刮片、妇检，避免阴道用药及性生活，以免损伤宫颈上皮，影响电子阴道镜观察。

（3）宜在月经干净3~4后天进行。

（4）严重炎症时，应先行抗感染治疗，绝经后妇女宫颈萎缩，必要时补充雌激素后再行电子阴道镜检查。

（5）全面观察宫颈、宫颈管下段、阴道或外阴，以防遗漏病变。

（6）用5%的醋酸涂抹宫颈上皮1~2分钟后，呈现白色变化，低度病变时醋酸反应慢，消失快，相反高度病变时醋酸反应快，持续时间2~4分钟。3分钟后可重复涂抹醋酸，若观察时间太短，会影响评价。

（7）对病变区域上皮或血管观察有异议时，应该与周围正常黏膜进行对比观察。

（8）细胞异型性≥LSIL（低度鳞状上皮内病变）或≥AGC，阴道镜检查未发现异常或未见鳞柱交界时，应常规做宫颈管内膜刮术（ECC），必要时锥切，以明确诊断，但不主张"see and treat"（即看即治）。

（9）根据图像中多方面特征，结合临床有关信息，加以综合评估，力求获得较符合组织学的电子阴道镜诊断,但最后确诊必须根据组织病理学检查。

(10)妊娠期妇女,电子阴道镜所见图像较为夸张,必要时才取材活检,但禁做宫颈管刮术。

【电子阴道镜检查的局限性】

1. 电子阴道镜不能观察宫颈管内病变,尤其绝经后妇女或治疗后的宫颈,鳞柱交界上移至宫颈内,或病变深入宫颈管超过电子阴道镜检查视野,可造成假阴性(10%左右)。

2. 电子阴道镜不能确定宫颈表皮下间质有无浸润,宫颈上皮缺损、上皮基质裸露会影响电子阴道镜判断。

3. 对电子阴道镜图像的解释有一定主观性,影响活检部位的选择和诊断。

4. 掌握电子阴道镜技术需要专门培训和在不断实践中总结经验,并具有相应的细胞学和病理组织学知识。

第七节 宫颈活检

【适应证】

1. 宫颈细胞涂片巴氏Ⅲ级或Ⅲ级以上者,或CCT(计算机辅助细胞学检测系统)提示

CIN Ⅰ～Ⅲ级者。

2. 宫颈细胞涂片巴氏Ⅱ级或CCT示不典型鳞状细胞或不典型腺细胞，经抗感染治疗后仍为Ⅱ级或不典型鳞状细胞或不典型腺细胞者。

3. 宫颈炎症反复治疗无效者，宫颈溃疡或生长赘生物者。

4. 临床可疑为宫颈恶性病变、宫颈特异性感染（如宫颈结核、阿米巴性宫颈炎、尖锐湿疣等），需明确诊断者。

【禁忌证】

1. 急性炎症如毛滴虫、真菌或细菌感染急性期。

2. 急性附件炎或盆腔炎。

3. 经期或宫腔流血量较多者。

【操作前准备】

物品准备：阴道窥器、干棉球、宫颈钳、活检钳、含云南白药带尾绳纱布、10%甲醛溶液。

【操作步骤】

1. 用阴道窥器暴露宫颈，用干棉球擦净宫颈黏液及分泌物，局部消毒。

2. 以宫颈钳固定宫颈，活检钳取材，一次钳取一小块组织，根据病情需要可以多点取材。

3. 创面压迫止血，若出血较多，局部填塞含云南白药带尾绳纱布压迫,纱布尾绳留于阴道外口,嘱患者24小时后自行取出。

4. 标本固定于10%甲醛溶液中,多点取材时,应按取材部位分块、分瓶标记送检。

【注意事项】

1. 注意在宫颈外口鳞状上皮、柱状上皮移行带处或肉眼观察糜烂较重或可疑病变处或正常与异常上皮交界处取材,所取组织要有一定的深度,应包括上皮及间质,以确定间质浸润情况。

2. 对病变明显者,可做单点活检以最后明确诊断。对于可疑癌变者,应多点活检取材,一般取3、6、9、12点处组织,或在希勒液指引下在碘不着色区或可疑部位取活体组织,按取材部位分块、分瓶标记送检。

3. 若条件允许,最好在电子阴道镜指导下行定位活检。

4. 活体组织取下后可用含云南白药带尾绳纱布填塞,压迫宫颈,以防出血。嘱患者24小时后自行取出。如取出纱布后出血多,应立即急诊处理。

5. 若活检时出血活跃,可用止血剂或止血海绵放在宫颈出血处,再用棉塞压迫或者电凝止血。估计次日取出棉塞后可能再出血者,嘱其来院由医师取出棉塞。

6. 嘱患者7～10天后来门诊取病理检查结果。

第八节 阴道穹后部穿刺术

直肠子宫陷凹是女性体腔最低的位置，盆腔、腹腔液体最易积聚于此，亦为盆腔病变最易累及的部位。通过阴道穹后部穿刺，吸取标本，可协助明确诊断，常用于腹腔内出血辅助诊断。

【适应证】

1. 疑腹腔内出血。
2. 了解子宫直肠陷凹内积液性质。
3. 了解紧贴子宫直肠陷凹肿块的性质，吸取组织作涂片镜检或病检。
4. 阴道穹后部切开术前的穿刺定位。

【操作前准备】

物品准备：阴道窥器、宫颈钳、18号腰椎穿刺针或7～9号针头、注射器、无菌纱布。

【操作步骤】

1. 患者排尿后取膀胱截石位。外阴、阴道常规消毒，铺无菌巾，<u>盆腔检查</u>了解子宫、附件情况，注意阴道穹后部是否膨隆。
2. 放阴道窥器暴露宫颈及阴道穹后部，再次消毒阴道及宫颈。以宫颈钳钳夹宫颈后唇，向前提拉，充分暴露阴道穹后部。

3. 用18号腰椎穿刺针或7~9号针头接人注射器，于宫颈后唇与阴道后壁之间，取与宫颈平行稍向后的方向刺入2~3 cm。有落空感后开始抽吸，做到边抽吸边拔针头。穿刺时针头进入直肠子宫陷凹不可过深，以免超过液平面吸不出积液。若为肿物，则选择最突出或囊性感最明显部位穿刺。

4. 抽吸完毕，拔针。若穿刺点渗血，用无菌纱布填塞压迫止血，待血止后连同阴道窥器取出。

【临床意义】

1. 盆腔有液体、积血或积脓时，可做穿刺抽液检查，明确直肠子宫陷凹积液性质。必要时穿刺液需送检验。

2. 宫外孕破裂后，可在阴道穹后部抽出腹腔血液明确诊断。还可用于盆腔囊肿、脓肿的穿刺引流及局部注射药物。辅助生殖技术中，超声介导下可经阴道穹后部穿刺取卵。

3. 抽吸液为鲜血，需放置4~5分钟，若血液凝固则为血管内血液；若放置6分钟以上仍不凝血，则为腹腔内出血，多见于异位妊娠、滤泡破裂、黄体破裂或脾破裂等内脏器官出血的血腹症。

4. 若抽出为不凝固的陈旧性血液或有血凝块，可能为陈旧性宫外孕。若抽出的液体为淡红、微混、稀薄甚至脓液，则多为盆腔炎性渗出液。

【注意事项】

1. 未婚或无性生活史女性，禁止穿刺。

2. 临床高度怀疑恶性肿瘤者，禁止穿刺。

3. 盆腔粘连严重、子宫直肠陷凹被较大肿块完全占据并已突向直肠者，禁止穿刺。

4. 术中注意穿刺部位准确，勿伤及子宫及肠管。

第九节 早孕人工流产术

早孕人工流产术是指妊娠12周左右用人工方法终止妊娠的手术，常用来作为避孕失败的补救措施。常用的方法有负压吸引人工流产术、钳刮人工流产术和药物流产术。

一、负压吸引人工流产术

指用吸管伸入宫腔，以负压将胚胎组织吸出而终止妊娠的手术。

【适应证】

1. 妊娠在10周以内，要求终止妊娠而无禁忌证者。

2. 因某种疾病不宜继续妊娠者。

【禁忌证】

1. 生殖器官急性炎症，如盆腔炎、滴虫性阴道炎、真菌性阴道炎、宫颈急性炎症（治疗后方可手术）。

2. 各期急性传染病或慢性传染病急性发作期，或严重的全身性疾病如心力衰竭，血液病等（需治疗好转后住院手术）。

3. 妊娠剧吐酸中毒（需治疗后手术）。

4. 术前相隔4小时两次体温在37.5℃以上者。

【操作前准备】

物品准备：宫颈钳、子宫探针、宫颈扩张器、负压吸引器（包括吸头、橡皮管）、卵圆钳、刮匙、纱布、过滤器。

【操作步骤】

1. 患者排空膀胱，取膀胱截石位。

2. 按术前外阴及阴道消毒常规消毒。

3. 用宫颈钳夹住宫颈前唇中央处，用左手将宫颈钳向外牵引并固定子宫。

4. 右手执毛笔式持子宫探针，顺着子宫方向渐渐进入宫腔，探测方向及测量宫腔术前深度（注意与阴道双合诊检查是否一致，如有疑问，应再次重复双合诊，考虑是否有生殖道畸形或合并卵巢肿瘤等）。

5. 右手执毛笔式持宫颈扩张器顺着子宫探入方向，由4.5号逐渐扩张至6号、7号或8号。

6. 用吸头接上橡皮管，橡皮管之另一端接上负压吸引器，将吸头轻轻地插入宫腔直至宫底，然后把吸头退出少许，用脚踏吸引器开关，负压表的吸力在400~500 mmHg，吸头即在宫腔内转动寻找孕卵着床部位，一般孕卵着床多于宫底之前后壁。找到孕卵后，即在该处轻轻转动，上下抽动，吸尽组织，再向宫腔四周转动吸引一次，可感觉宫腔逐渐缩小，宫壁紧贴吸头，表示胎盘组织已经吸净，此时，先捏紧橡皮管后再取出吸头，注意不要带负压进、出宫颈管。

7. 抽出吸管时如有胚胎组织卡在吸管口，可用卵圆钳将组织取出。

8. 用刮匙刮宫壁一周，检查是否干净，如已净，则感宫壁四周毛糙。若感宫壁某处滑溜溜，表示未净，则再将吸头伸进宫腔吸净该处之组织。

9. 再次测量宫腔深度，取出宫颈钳，用纱布擦净宫颈及阴道血液，若有活动性出血，可用纱布压迫止血，取出阴道窥器，吸出之组织用过滤器过滤后，测量流血量及组织物量，并仔细检查组织物中是否有绒毛及绒毛之多少。如组织不新鲜伴有陈旧血块者，则给予抗生素预防感染。如发现异常及未见绒毛,则组织物全部送病理检查。

【注意事项】

1. 如用电吸引器做人工流产术,在术前要检查机器功能正常,确定是负压吸力,方可应用。

2. 吸引时负压最高不能超过500 mmHg,并随宫腔内组织的减少而降低负压。

3. 探针进入宫腔遇有阻力时,勿用暴力,以免方向不对造成子宫穿孔。任何器械每次进腔时都应轻柔,避免损伤。

4. 吸宫时动作要轻巧,宫角处及宫底部更要注意,以防漏吸及残留。

5. 进宫腔器械之上端不可用手直接接触,更不能接触阴道壁,以免污染。

6. 哺乳期行吸宫术时,因子宫较软,术前可先用子宫收缩剂,吸宫时吸头先距宫底1 cm处吸引,待子宫收缩后再将吸头进入宫底部轻轻吸引,以防子宫穿孔。

7. 双子宫时,两个宫腔均要吸宫,以防组织残留。

8. 有剖宫产史者,有时宫颈管较长,或宫颈与宫体间形成不规则或成角通道,吸宫时要注意瘢痕组织处,以防穿孔。

9. 前屈或后屈子宫时,用宫颈钳夹住宫颈前唇，向外向下牵拉，尽量使子宫位置变成中位，这样便于手术操作，又可防止残留和穿孔。

10. 合并子宫肌瘤时，由于肌瘤使宫腔变形，宫腔变大，所以要测准宫腔长度，吸引时要注意宫腔形态，细心操作，防止漏吸或残留。子宫肌瘤合并妊娠吸宫时一般出血量偏多，吸前及术中均可用子宫收缩药物。

11. 短期内两次人工流产者，子宫尚未完全复旧又怀孕，子宫较软，易发生损伤。扩张宫口后，酌用子宫收缩剂，以防子宫穿孔。

12. 术后两周内或阴道流血未净前禁止盆浴，避免性生活1个月，以防生殖器官感染。

二、钳刮人工流产术

该术是人工流产术中较大的一种手术，一般适用于妊娠11～14周，必须住院施行。此时胎儿已较大，手术操作也较为繁杂。

【适应证】

1. 妊娠在11～14周，要求终止妊娠而无禁忌证者。

2. 妊娠14周以内，因某种疾病不宜继续妊娠者。

【禁忌证】

同负压吸引人工流产术。

【操作前准备】

物品准备：宫颈钳、子宫探针、宫颈扩张器、负压电吸引器、有齿卵圆钳、刮匙、缩宫素或麦角新碱。

【操作步骤】

1. 患者排空膀胱，取膀胱截石位。
2. 按术前外阴及阴道消毒常规消毒。
3. 用宫颈钳夹住宫颈前唇中央处，用左手将宫颈钳向外牵引并固定子宫。
4. 右手执毛笔式持子宫探针，顺着子宫方向渐渐进入宫腔，探测方向并测量宫腔术前深度（注意应与阴道双合诊检查结果一致，如有疑问，应再次重复双合诊，考虑是否有生殖道畸形或合并卵巢肿瘤等）。
5. 宫颈扩张由4.5号扩张至10号或12号。
6. 用8号或9号吸头进入宫腔10 cm左右，接上负压电吸引器，吸力至600 mmHg左右，转动吸头吸破羊膜囊，吸净羊水，巡回护士帮助测量羊水量。
7. 用有齿卵圆钳进入宫腔，钳取胎盘组织，幅度宜小，左右轻轻摇动，使胎盘逐渐剥离，以便能完整地或大块地钳出，至胎盘组织基本钳净后，再从宫腔中寻找胎头，钳破胎头，流出脑浆后，将胎头扭断取出，再分段钳取肢体，若一时胎头难找到，也可先取肢体后再破胎头。

8. 取胎体时，应保持胎儿纵位，勿使胎儿骨骼伤及宫壁，如妊娠月份较大，可先取胎体，后取胎盘。

9. 保留取出之胎块，手术结束时核对是否完整。

10. 如肢体基本钳出后，用8号或7号吸头将宫腔内残留之碎骨或胎盘吸净。再用中号刮匙刮宫壁四周，术后再次测量宫腔之长度。

11. 检查宫颈有无活跃性出血及宫缩情况，宫缩欠佳者，于宫颈注射缩宫素20 u，或麦角新碱0.2 mg促进子宫收缩。

【注意事项】

1. 手术时，特别是破羊水后要注意孕妇面色及主诉，谨防羊水栓塞。

2. 手术操作要稳、准、轻、巧，避免暴力，以防子宫穿孔和宫颈损伤。在钳夹取出过程中，如钳夹方向和深度错误，可发生子宫穿孔或钳夹出肠管或大网膜。在手术过程中，如发现有组织物嵌顿、堵塞在子宫颈内口，取出困难时，不能强取，应采取如下措施：①将钳夹的胎头或胎体向上稍稍退回，在宫腔内夹碎，并将被夹物调转方向，使胎体长轴与宫颈长轴方向相一致，钳夹取出。②如按上述方法取出仍有困难，应迅速扩大宫颈口，将宫颈口再扩大1~2号，常能顺利夹出。③可在宫颈旁注射0.5%利多卡因5~10 mL，使宫颈管松弛，以利于将子宫内容物取出。

3. 出血较多时应尽快查明原因，及时妥善处理。

4. 如因胎头较大，夹取实有困难，而胎盘和胎体均已夹出或吸出，此时如无活动性出血、子宫收缩良好，为避免操作时间过长，防止损伤和感染，亦可暂停手术，不再继续夹取胎头。术后给予抗生素及宫缩剂，等3~4天后胎头软化再夹取，或待其自然排出。

三、药物流产术

【适应证】

1. 健康妇女停经在49天以内，确定为宫内妊娠的，年龄在40岁以下而自愿要求结束妊娠者。
2. 无慢性疾病或过敏性哮喘病史。
3. 经过B超检查和尿妊娠试验确诊为阳性者。
4. 在近3个月内没有接受过糖皮质激素治疗者。

【禁忌证】

1. 米非司酮药物禁忌：内分泌疾病（如肾上腺疾病、糖尿病、甲状腺疾病等）、肝或肾功能异常、各种器官的良性或恶性肿瘤、血液病或血栓性疾病、高血压等。

2. 前列腺素药物禁忌：心脏病、青光眼、哮喘、胃肠功能紊乱和过敏体质。

3. 带宫内节育器妊娠。

4. 可疑宫外孕。

5. 贫血（Hb＜100 g/L）

6. 宫外孕或葡萄胎。

7. 吸烟超过10支/天或酗酒。

8. 经常出差、居住距离医疗单位较远、不能及时就诊随访。

9. 未经治疗的生殖道炎症，如阴道炎、急性化脓性宫颈炎或亚急性宫颈炎，以及急慢性盆腔炎、性传播疾病等。

【操作前准备】

用药前严格筛查患者情况，包括询问病史，进行全身体检和妇科检查，做实验室检查，如尿妊娠试验及阴道清洁度、毛滴虫和霉菌、血常规和血型检查，必要时做B超检查。

【操作步骤】

1. 医生详细交代服药方法、药物疗效及可能出现的副作用，征得同意后方可用药。

目前常用剂量：米非司酮用量为150~200 mg，可以顿服或分次于3天内服完。于第3天到医院加用前列腺素制剂：卡孕栓1 mg置于阴道内或米索前列醇600 μg口服。在医院中观察6小时。

2. 流产过程中的监护：住院观察期间除注意血压、脉搏、药物副作用外，所排出的大小便均需保留在干净便盆内，由专人检查并记录有无胎囊及其排出时间、胎囊大小和出血量。如排出胎囊前后有活动性出血，可给宫缩剂或立即刮宫止血。

3. 观察6小时后如胎囊仍未排出，出血不多，可回家，按医生规定日期随诊。如在家中排出组织，须带给医生察看。要求患者服药后2周复诊。如出血多于月经量，应到原用药医院检查。经B超检查及HCG检查，诊断为不全流产者，酌情清宫，送病理检查。

【注意事项】

药物流产的随访最为重要，因胎囊排出后，仍有蜕膜逐渐排出，故定期随访至关重要。

1. 用药后1周：药流当日无胎囊排出者1周复查，如确诊为继续妊娠或者胚胎停育者需行负压吸引人工流产术。

2. 用药后2周：胎囊排出后如出血不多，可根据情况继续观察，应做B超检查或HCG测定，必要时清宫处理，刮出物送病理检查。

3. 用药后6周：做流产效果评定和了解月经恢复情况。如仍有阴道出血则需酌情清宫。

【效果评价】

1. 完全流产：用药后14天自行排出完整胎囊或未见明显胎囊排出，经B超检查未见胎囊或尿妊娠试验阴性，子宫恢复正常大小，未经刮宫出血自行停止者。

2. 不全流产：用药后14天内胎囊自然排出，由于胎囊包括蜕膜残留出血过多或者时间过长至转经前施行刮宫术者。

3. 失败：用药后14天内未见胎囊排出，子宫维持原状或继续增大，血HCG上升，经B超检查仍有胎囊，采用负压吸引人工流产术终止妊娠者。

第十节 宫内节育器放置术

【适应证】

凡育龄妇女自愿采用宫内节育器避孕而无禁忌证者均可放置。

【禁忌证】

1. 生殖器官炎症：急、慢性盆腔炎，阴道炎，急性宫颈炎及严重的宫颈糜烂。

2. 月经失调：频发月经、月经过多、不规则阴道流血或严重痛经。

3. 生殖器官肿瘤：恶性肿瘤、子宫肌瘤致子宫变形及月经多者。

4. 子宫发育异常：双子宫未明确类型者。

5. 各种原因引起的子宫颈内口松弛或Ⅱ～Ⅲ度子宫脱垂者。

6. 宫腔小于5.0 cm或大于9.0 cm，但人工流产术后及产后例外。

7. 各种较严重的全身疾病：如心力衰竭、严重的血液病及各种疾病的急性阶段。

8. 妊娠。

【操作前准备】

1. 术前检查。详细询问病史、末次月经日期，完善妇科检查，化验阴道毛滴虫、真菌，检查阴道清洁度，必要时宫颈刮片查癌细胞。凡是有毛滴虫、真菌者需治愈后再放置。

2. 测体温、脉搏，必要时做全身体格检查。

3. 时间选择：①月经干净后3～7天；②产后满3个月、剖宫产术后6个月；③人工流产术后、正常分娩胎盘娩出后，剖宫产时如无异常均可放置；④哺乳期闭经者应除外妊娠后再放置；⑤自然流产或中期妊娠引产后需待下次月经净后3～7天放置。

4. 物品准备：阴道窥器、消毒钳、宫颈钳、子宫探针、宫颈扩张器3～6号一套，放置环、取环器、小刮匙等消毒备用。

5. 节育器的消毒。金属类煮沸或高压消毒，或用75%乙醇浸泡30分钟。塑料或尼龙类用75%乙醇或1∶1 000新洁尔灭溶液浸泡30分钟。

6. 术前排空膀胱。

【操作步骤】

1. 麻醉与体位：一般不需麻醉，宫颈过紧者可用0.3%丁卡因棉签放入宫颈管内1～2分钟做黏膜表面麻醉。取膀胱截石位。

2. 手术步骤：

（1）按常规消毒外阴、阴道，铺无菌巾。

（2）阴道检查，复查子宫大小、位置、倾屈度及附件有无异常。

（3）用阴道窥器扩张阴道，暴露出宫颈，拭净宫颈分泌物，用碘伏消毒宫颈，再用碘伏棉签消毒宫颈管。

（4）钳夹宫颈前唇，呈水平位向外牵拉，若子宫过度前倾，则钳夹子宫后唇向前牵拉，以减小子宫体与子宫颈的角度。

（5）左手扶持宫颈钳，右手持子宫探针，顺着子宫方向轻轻探入宫腔直达宫底，测量宫腔深度，并轻轻向两侧摆动，估计宫腔宽度。

（6）根据子宫的大小选择相适应的节育器型号。

（7）置入节育器：将选好的节育器置于放环器（上环叉或上环钳）上，顺宫腔方向轻轻送入宫腔直达宫底部，在通过子宫颈内口时，上环器略放平，与宫腔纵轴一致，以防环在宫腔内扭曲，将环放至宫底后，退出放环器。带尾丝的节育器则将尾丝露出宫颈口外2 cm，其余剪除。节育花及V型、T型节育器的放置与节育环放置不同，即将节育器放入置入器的套管内，再把中轴插入套管，顶端与节育器接触，将套管置入器顺宫腔方向放入达宫底中央，然后固定中轴，再轻轻将套管退出，最后取出中轴。

（8）GyneFixIN IUD放置方法：①常规消毒后查明子宫位置，用组织钳夹住子宫颈前唇或后唇（前位子宫夹宫颈后唇，后位子宫夹宫颈前唇）。拉直子宫轴，用专用子宫探针探查宫腔。②握住放置器后端，从包装内取出IUD及放置器。③调整定位柄到符合子宫腔长度的位置。为排除子宫底部组织弹性的影响，设定的长度可比测定的子宫腔深度长0.5 cm。④将放置器穿过子宫颈直到放置管顶端接触到子宫底，继续向前轻轻推进放置插入器1 cm。此时插入针和IUD上的手术线小结同时插入子宫肌层。⑤在固定放置器使其紧紧地抵住子宫底的同时，慢慢抽出放置插入器，然后慢慢抽出放置管。轻轻地拉一拉尾丝以确定IUD的尖端是否固定于子宫底肌层内。然后在距子宫外口1.5~2.0 cm处剪断尾丝。

（9）观察宫腔如无出血，拭净宫颈及阴道，取出宫颈钳及阴道窥器。

【注意事项】

1. 术中注意要点：

（1）严格无菌操作，防止感染。

（2）钳夹宫颈时，避免钳夹宫颈内膜。

（3）放置节育器应顺子宫倾屈方向放入，尽量拉直宫体和宫颈的角度。置入器要一次抵达宫底，中途不可停顿，若遇有阻力应立即退出，重新探清宫腔方向后再放置，以防子宫穿孔。

（4）哺乳期子宫小而软，易发生穿孔，操作更应轻柔。

（5）因宫颈过紧置入困难者，可用宫颈扩张器扩张。

（6）GyneFixIN IUD的放置不同于一般的IUD，要求有经过专业训练的专业人员放置。

2. 术后处理。

（1）术中操作困难，多次反复放置，有感染可能者，给予抗生素预防感染。

（2）术后适当休息，2周内不做剧烈活动及负重劳动。

（3）术后2周内禁止性生活和盆浴。

（4）术后初3个月，每次月经后应做B超或X线检查，观察节育器的位置。

3. 主要并发症。

（1）子宫穿孔：在子宫位置未查清而使用子宫探针、放环器或宫颈扩张器，操作用力又过猛时引起。一旦发生，受术者会突感下腹疼痛。如穿孔累及大血管，则有出血，严重者可发生休克。此时应立即停止手术，详细观察腹痛、血压、脉搏情况，如症状轻且无继续加重，可注射止血剂、宫缩剂，如有内出血则需剖腹探查。

（2）出血：术中大出血较少见，一般多发生在术后1～2周。术中出血多见于人工流产及产后上环者。如有出血应停止操作，查清出血原因，根据原因可做局部压迫止血、注射止血剂处理，至观察到出血停止或减少为止。术后流血淋漓不止可注射止血剂，经治疗1~2周无效则取出节育器。

（3）感染：发生率较低，多由于消毒不严密或盆腔存在潜在性感染所致，症状多出现在术后2~7天。严重者在抗感染治疗的同时应取出节育器。

（4）疼痛：放置节育器后，有下腹部痉挛性疼痛者，多是由于节育器的刺激或节育器型号过大而引起子宫肌肉收缩所致，月经期可能加剧，可用解痉止痛剂，经处理后疼痛仍不缓解应取出节育器。

第十一节 宫内节育器取出术

【适应证】

1. 放置节育器的期限已到，须取出重新放置。
2. 计划再生育者。
3. 放置节育器后因副作用或并发症，经治疗无效者。
4. 经B超或X线检查节育器移位或变形，须取出重新放置者。
5. 带器妊娠，做人工流产时同时取出。
6. 绝经6个月至1年。

【禁忌证】

1. 急性生殖器炎症，需用抗生素控制感染后再取。

2. 急性严重的阴道炎、宫颈炎,应先控制感染,然后取出,有尾丝者不受限制。

【操作前准备】

1. 取出时间以月经来潮第1天或月经后3~7天为宜,子宫出血、剧烈腹痛者随时可取。

2. 金属节育器不带尾丝者,术前应做X线或B超检查,以了解节育器是否存在及其位置,避免盲目操作。

3. 测体温超过37.5℃,应查明原因,然后决定是否取出。

4. 排空膀胱。

5. 通过妇科检查了解子宫位置,注意宫口是否有节育器尾丝。必要时查阴道分泌物中是否有毛滴虫、真菌,如有急性炎症应先进行治疗。

6. 物品准备:阴道窥器、无菌巾、长血管钳、宫颈钳、子宫探针、取环钩等。

【操作步骤】

1. 麻醉与体位:不需麻醉,取膀胱截石位。

2. 手术步骤:

(1)按常规消毒外阴、阴道,铺无菌巾。

(2)阴道检查,复查子宫大小、位置、倾屈度及附件有无异常。

(3)取出节育器:用阴道窥器扩开阴道,消毒，见有尾丝者用长血管钳夹住尾丝轻轻向外牵引，一般取出无困难。无尾丝的节育环取出，用宫颈钳钳夹宫颈前唇，用子宫探针探测宫腔深度、方向及节育器的位置，使取环钩的钩尖朝前，后倾、后屈位子宫则将钩尖朝后，钩住节育环的下缘轻轻牵出。然后取下宫颈钳，拭净宫颈及阴道，取出阴道窥器。

【注意事项】

1. 术中注意要点：

（1）防止损伤：子宫倾屈度未查清、取环钩与子宫纵轴不一致、反复钩取、节育器嵌入宫壁、盲目钩取均易造成宫壁损伤。钩取困难时，应在X线透视或在B超引导下操作，或等待下次月经后再取。

（2）节育器嵌入宫壁时的取出：取环钩确已触到节育器的一部分，而钩取困难时，应考虑到是节育器嵌入了宫壁。如钩到一部分并稍有松动，则应轻轻牵拉，如仍不能完全拉出，常为节育器嵌入宫壁较深的现象，这时可将钩到的一部分金属丝拉到宫口，将金属丝剪断，夹住一端向外牵拉。如触不到节育器，可能为完全嵌入宫壁深层，这时应在宫腔镜直视下试取。

（3）绝经时间长，子宫萎缩，IUD嵌入子宫的程度加重，取器困难且易致并发症。为此可在取器前服用1周雌激素类药物,软化宫颈,使宫颈松弛,便于取出。

2. 术后处理:

(1)酌情休息。

(2)下次月经后方能盆浴和过性生活。

(3)取器后如有流血,给予止血剂。

3. 主要并发症:取出术一般很少有并发症,但如手术不当亦可能发生出血、感染甚至子宫穿孔,其预防及处理与放置术同。

第五章 耳鼻喉科诊疗技术

第一节 额镜的使用

额镜的镜面是一个能聚光的凹面反光镜,焦距约25 cm,中央有一个小孔。镜体借助一转动灵活的双球状关节与额带连接。戴额镜和对光是耳鼻喉科的一项最基本操作。

【使用目的】

将光线准确地反射、聚焦到耳、鼻、咽喉等部位以便于检查。

【操作步骤】

1. 调节额镜。先调节双球状关节的松紧,使镜面既能灵活转动又可置于任何位置上而不松滑下坠,然后调节额带使适合检查者头围大小。

2. 戴镜。将额镜戴在头部,将双球状关节拉直,镜面与额面平行,镜孔正对检查者平视时的左眼或右眼,远近适宜。

3. 对光。先调整光源,使光源投射到额镜上,再调整额镜镜面,将光线反射、聚焦到检查的部位,检查者的视线通过镜孔正好看到反射的焦点光，随时保持瞳孔、镜孔、反光焦点和检查部位成一直线，进行检查。

第二节 前鼻镜检查

前鼻镜检查是通过窥鼻器经前鼻孔借额镜反射的光线检查鼻腔的方法。

【检查目的】

窥视鼻腔各壁黏膜的色泽，中、下鼻甲的大小，鼻中隔的形态，鼻腔内分泌物的情况及有无肿物或异物等，从而达到诊断疾病的目的。

【操作前准备】

物品准备：额镜、窥鼻器、光源等。

【操作步骤】

1. 患者取坐位，身体略向前倾，检查者坐其对面，两腿并拢置于患者右腿右侧，额镜光线对向患者鼻部。

2. 检查者左手持窥鼻器，以拇指和示指末节捏住窥鼻器的关节，将窥鼻器的一柄置于掌心，另三指握于另一柄上，以司窥鼻器的开关。

3. 手腕屈曲，将两叶合拢的窥鼻器以与鼻底平行的方向伸入前鼻孔，轻轻捏紧窥鼻器的两柄，使两叶上下张开而抬起鼻翼，压倒鼻毛，扩大鼻孔，使光线与视线得以进入。

4. 窥鼻器伸入后可将另一手贴于患者面部及颏部以期固定,并视检查需要变动患者头位。检查顺序一般为:下鼻甲及下鼻道—中鼻甲及中鼻道—鼻中隔。

第三节 鼻内镜检查

鼻内镜是配有冷光源、摄像机和显示器的检查系统,其亮度相当于无影灯的20倍,3.5 mm的小孔可将病变组织放大500倍。

【检查目的】

一套完整的鼻内镜包括视角不同、长短不一、管径不等的多种型号,通过不同的鼻内镜可深入到整个鼻腔内部,从而清晰显示病变部位。

【操作步骤】

物品准备:鼻内镜、丁卡因、肾上腺素、卷棉子等。

【操作步骤】

1. 检查前一般先用丁卡因与少量肾上腺素混合液鼻腔喷雾3次,必要时再用卷棉子涂布上述混合液2~3次以收缩鼻甲及麻醉鼻腔。

2. 患者一般取平卧位,检查者站在患者右侧。

3. 检查前先在镜面涂防雾硅油或在温热的蒸馏水中加温镜面。

4. 检查者左手小指轻按鼻翼处,左手拇指内侧固定内镜,右手示指与拇指执笔式持镜,轻轻导入鼻腔。根据检查者习惯可选择中鼻道或下鼻道径路进行检查,也可先检查可疑病变部位,检查中可交替使用不同视角的内镜反复检查。

5. 检查毕,退出鼻腔,并按同法检查对侧。

第四节 间接喉镜检查

间接喉镜是一有柄的圆形平面镜,镜面与镜柄相交呈120°,镜面直径有10 mm、12 mm、14 mm、16 mm、22 mm、26 mm共6种不同的大小。

【检查目的】

额镜反射的光经过间接喉镜再次反射后聚焦到需要检查的部位,可从间接喉镜的平面镜上观察病变部位。

【操作前准备】

物品准备:间接喉镜、额镜、光源、无菌纱布。

【操作步骤】

1. 患者取坐位,身体略向前倾,检查者坐其对面，两腿并拢置于患者右腿右侧，额镜光线对向患者口部，将间接喉镜的镜面加热至微温而不烫。

2. 嘱患者平静呼吸，张口、伸舌，以无菌纱布将舌前1/3包裹，用左手拇指和中指夹持舌部，示指将上唇推开，环指和小指托于颏部轻轻加压，引导患者头部徐徐前屈或后仰，直至额镜的反光焦点清楚照射至悬雍垂为止。

3. 用右手持镜柄如握铅笔状，镜面向下与舌背平行，从左口角放入口腔，达悬雍垂时轻轻将悬雍垂后推使镜面与水平面呈45°。

4. 检查时可将镜柄上下左右转动以便于观察喉的全貌，嘱患者发"医"音时可更好地暴露会厌喉面及声带。

第五节 外耳道异物取出

【适应证】

外耳道各类异物。

【操作前准备】

物品准备：丁卡因、膝状镊、耵聍钩、凡士林、棉签、吸管等。

【操作步骤】

1. 昆虫类异物。先用丁卡因等滴入耳内，可使虫体失去活动能力，也有麻醉外耳道作用，然后用膝状镊将虫体取出，或行外耳道冲洗。

2. 圆球形异物。可用耵聍钩，顺耳道壁越至异物后方，然后轻轻地将异物向外钩出。

3. 质轻而细小异物。可用凡士林或胶黏物质涂于棉签头上，将异物粘出，或用带负压的吸管将其吸出。亦可用冲洗法将其冲出。

4. 不规则异物。应根据具体情况用耵聍钩或膝状镊取出。对已膨胀、体积过大的异物，可夹碎成小块，分块取出。

【注意事项】

1. 对昆虫类异物，在虫体未失去活动能力前，不宜贸然取出，以免引起骚动，损伤外耳道皮肤或鼓膜。

2. 儿童不配合者，可考虑在全麻下取出。

第六节 外耳道冲洗

【适应证】

外耳道深处有不易取出的细小异物或外耳道有已软化的耵聍。

【操作前准备】

物品准备：治疗巾、弯盘、冲洗器、干棉签

等。

【操作步骤】

1. 患者取侧坐位,头偏向患侧,患侧肩颈部围以治疗巾,患者手托弯盘紧贴患侧耳垂下方的皮肤,盛接冲洗时流出的液体。

2. 操作者左手将患侧耳廓轻轻向后上方(儿童为后下方)牵拉,使外耳道尽量成一直线,右手持吸满温水的冲洗器(或注射器)向外耳道后上壁方向冲洗。

3. 反复冲洗直至异物或耵聍冲净为止,最后用干棉签拭净外耳道,并检查外耳道有无损伤。

【注意事项】

1. 鼓膜穿孔、鼓膜或外耳道急性炎症期间禁用此法。

2. 遇水可能起化学反应的异物、植物性异物及尖锐多角的异物不宜冲洗。

3. 冲洗液温度应接近体温,过冷或过热都有可能引发眩晕。

4. 冲洗方向应斜对外耳道后上壁,若直对异物或耵聍则可能将其冲至深处而更不易取出;若直对鼓膜则可引起鼓膜损伤。

第七节　鼓膜穿刺术

【适应证】

1. 诊断分泌性中耳炎。
2. 治疗分泌性中耳炎,特别是急性期。

【操作前准备】

物品准备:碘伏、酒精、2%的丁卡因、注射器、穿刺针、硬性耳内镜、吸引器、地塞米松等。

【操作步骤】

1. 患者取侧卧位,患耳朝上。
2. 碘伏消毒耳郭及耳周,酒精消毒外耳道。
3. 清除外耳道内的耵聍后以2%的丁卡因麻醉鼓膜。
4. 耳内镜直视下用吸引器吸出外耳道残留的丁卡因及酒精,以穿刺针在鼓膜前下方刺穿鼓膜,进入鼓室,用吸引器吸出鼓室积液。
5. 必要时可予地塞米松等药物冲洗鼓室。
6. 术毕可将无菌干棉球置于外耳道口。

【注意事项】

1. 严格遵循无菌操作原则。
2. 严禁在鼓膜后上象限进针,进针时针头应与鼓膜垂直,不得倾斜,以免损伤听骨,进针后不可刺入太深，有落空感即可，以免刺入蜗窗或前庭窗。

3. 术后2周内严禁污水入耳。

第八节　前鼻孔填塞术

【适应证】

鼻出血较剧或鼻出血部位不明。

【操作前准备】

物品准备：额镜、光源、窥鼻器、枪状镊、凡士林纱条（或抗生素油膏纱条、碘仿纱条等）、剪刀、弯盘、丁卡因、麻黄素、棉片等。

【操作步骤】

1. 戴额镜、对光。

2. 患者取坐位，用浸有麻黄素及丁卡因的棉片进行鼻黏膜收缩及表面麻醉（出血较剧时可跳过此步骤）。

3. 将纱条一端双叠约10 cm，将折叠端置于鼻腔后上部嵌紧，然后将双叠的纱条分开，短端贴鼻腔上部，长端平贴鼻腔底，形成一向外开放的"口袋"。然后将长端纱条填入"口袋"深处，自上而下、从后向前进行填塞，使纱条紧紧填满鼻腔，剪去前鼻孔多余的纱条。

【注意事项】

1. 鼻腔填塞后,应常规使用抗生素预防感染。
2. 凡士林纱条填塞时间一般不超过48小时。
3. 填塞物种类繁多,短期填塞可用凡士林纱条,长期填塞可用碘仿纱条。可吸收填塞材料有明胶海绵、纳吸棉、止血纱布、止血绫等;不可吸收填塞物有高膨胀海绵、藻酸钙纤维素材料、水囊、气囊等。

第九节 后鼻孔填塞术

【适应证】

鼻腔后端及鼻咽部出血。

【操作前准备】

物品准备:额镜、光源、前鼻镜、枪状镊、后鼻孔栓子、凡士林纱条、剪刀、小号导尿管、长弯血管钳、弯盘、压舌板、消毒手套、丁卡因、麻黄素、棉片、小纱块等。

【操作步骤】

1. 戴额镜,对光。
2. 患者取坐位,用浸有麻黄素和丁卡因的棉片进行鼻黏膜收缩及表面麻醉(出血较剧时可跳过此步骤)。

3. 用小号导尿管头端于出血侧前鼻孔插入鼻腔直至口咽部，用长弯血管钳将导尿管头端牵出口外，导尿管尾端仍留在前鼻孔外。

4. 将后鼻孔栓子（纱球）尖端丝线缚于导尿管头端（注意需缚牢）。

5. 回抽导尿管尾端，将纱球引入口腔，用手指或器械使纱球越过软腭纳入鼻咽腔，同时稍用力牵拉导尿管引出纱球尖端丝线，使纱球紧塞后鼻孔。

6. 鼻腔随即用凡士林纱条填塞。

7. 拉出的两根丝线缚于一小纱块固定于前鼻孔。

8. 纱球底部之丝线自口腔引出，松松固定于口角旁。

【注意事项】

1. 注意无菌操作，填塞期间，应常规使用抗生素预防感染。

2. 后鼻孔填塞时间一般不超过3天，最长不超过6天。

3. 取出方法：先抽出鼻腔内填塞纱条，向鼻腔滴液状石蜡使其润滑。再用止血钳夹住纱球底部之单线并松动之，观察3~5分钟，若无出血，将纱球迅速经口取出。

4. 后鼻孔填塞易引起软腭、腭垂水肿，需注意防止窒息。

第十节 鼻骨骨折复位术

【适应证】

鼻骨骨折且断端错位。

【操作前准备】

物品准备：额镜、光源、窥鼻器、鼻骨复位钳、枪状镊、凡士林纱条、剪刀、弯盘、消毒手套、丁卡因、麻黄素、棉片等。

【操作步骤】

1. 戴额镜，对光。

2. 患者取坐位，用浸有麻黄素与丁卡因的棉片进行鼻黏膜收缩及表面麻醉。

3. 用鼻骨复位钳或大小适宜的手术刀柄，套上乳胶管，伸入鼻腔，置于塌陷的鼻骨下方，将鼻骨轻轻地向上、向外用力抬起。同时，另一手的示指和拇指，可按在鼻梁部协助复位，力求使其与健侧鼻骨相对称。若双侧鼻骨塌陷，可从两侧鼻腔同时进行复位。若鼻中隔骨折脱位，可用复位钳伸入鼻腔挟住鼻中隔，扶正其位置。

4. 复位后，鼻腔用凡士林纱条填塞，保留24～48小时，以达到固定骨折及压迫止血的目的。

【注意事项】

1. 鼻骨骨折后,应争取尽早复位,若超过2周,可因骨痂形成而造成复位困难。若外鼻肿胀较明显,可待其肿胀消退后再行复位。

2. 复位器械伸入鼻腔后,不宜超过两眼内眦连线,以免损伤筛板。

3. 鼻腔填塞期间可使用抗生素预防感染。

4. 鼻骨复位后3个月内,应避免大力触碰鼻部,以防骨折再次移位。

第十一节 鼻腔异物取出术

【适应证】

鼻腔各类异物。

【操作前准备】

物品准备:额镜、光源、前鼻镜、枪状镊、异物钩(或小刮匙)、回形针、丁卡因等。

【操作步骤】

1. 细小异物。可用通关散取喷嚏,借喷嚏将异物喷出。

2. 圆形异物。如珠子、豆子、纽扣等,可用异物钩或小刮匙,绕至异物后方,由后方向外拨出。不可用镊子夹取,以免将异物推向深处。

3. 质软或条状异物。如纸团、纱条等,可直接用镊子夹取。

4. 形态不整或体形较大的异物。可夹碎分次取出。如经前鼻孔难以取出,可取仰卧低头位,将异物推向鼻咽部,经口腔取出。

5. 动物性异物。需先将其麻醉或杀死后再用钳取出。

6. 较深的金属异物。需在鼻内镜或影像导航系统辅助下手术取出。

【注意事项】

1. 鼻腔异物一经发现,应尽早取出。

2. 儿童不合作者,可考虑在全麻下取出。

3. 异物取出后,如局部黏膜有糜烂、破损者,宜滴麻黄素液,以防粘连;已有粘连,则分离后填入明胶海绵或凡士林纱条。

第十二节 上颌窦穿刺冲洗术

【适应证】

疑似或已确诊的上颌窦炎。

【操作前准备】

物品准备:额镜、光源、窥鼻器、卷棉子、穿刺针、注射器、枪状镊、丁卡因、肾上腺素、生理盐水、棉片、棉签等。

【操作步骤】

1. 戴额镜，对光。

2. 患者取坐位，用浸有丁卡因与少量肾上腺素混合液的卷棉子收缩下鼻甲、麻醉下鼻道约15分钟。

3. 在窥鼻器窥视下，将上颌窦穿刺针尖端引入下鼻道距下鼻甲前端约1.5 cm的下鼻甲根部，针尖斜面朝向下鼻道外侧壁并固定。一般穿刺右侧上颌窦时，左手固定患者头部，右手拇指、示指和中指持针，掌心顶住针之尾端。穿刺左侧上颌窦时则相反。针头方向对向同侧眼外眦，稍加用力钻动即可穿通骨壁进入窦内，此时有落空感。

4. 拔出针芯，接上注射器，回抽检查有无空气或脓液，以判断针尖是否确在窦内，抽出之脓液送培养和药物敏感试验。证实针尖确在窦内后，徐徐注入温生理盐水以冲洗。如此连续冲洗，直到洗出液澄清。必要时可再注入抗炎药液。冲洗完毕，按逆进针方向退出穿刺针，穿刺部位放置棉球以压迫止血。

【注意事项】

1. 上颌窦穿刺应在全身症状消退和局部炎症基本控制后施行。

2. 注意进针部位和方向要正确，用力要适中，一有落空感即停。

3. 切忌注入空气。

4. 注入生理盐水时,如遇阻力,则说明针尖可能不在窦内,此时应调整针尖位置和深度,再行试冲,如仍有较大阻力,应即停止。

5. 冲洗时应密切观察患者的眼球和面颊部,如患者诉有眶内胀痛或眼球有被挤压出的感觉时应停止冲洗;若发现面颊部肿起时亦应停止冲洗。

6. 穿刺过程中患者如出现昏厥等意外,应即刻停止冲洗,拔出穿刺针,让患者平卧,密切观察并给予必要处理。

7. 拔出穿刺针后,若遇出血不止,可在穿刺部位压迫止血。

8. 若疑发生气栓,应急置患者于头低位和左侧卧位,以免气栓进入颅内血管和冠状动脉,并立即给氧并采取其他急救措施。

第十三节 咽部异物取出术

【适应证】

咽部各类异物(以鱼刺居多)。

【操作前准备】

物品准备:额镜、光源、压舌板、间接喉镜、酒精灯、纱块、枪状镊、咽喉异物钳、丁卡因、喷雾器等。

【操作步骤】

1. 戴额镜，对光。

2. 患者取坐位，用压舌板压下舌前2/3，检查口咽部，重点检查两侧扁桃体，若发现异物刺入扁桃体，可用枪状镊取出。

3. 口咽部未见异物时，行间接喉镜检查，结合患者的疼痛部位重点检查舌根、咽侧壁、会厌谷、梨状窝等处，找到异物后在间接喉镜下嘱患者用右手将舌拉出，术者左手持间接喉镜看清异物后，右手持异物钳（依异物刺入的方向，选用不同开口的异物钳），沿舌根向下，靠近异物并取出。间接喉镜下取出有困难时，可在纤维（电子）喉镜直视下取出。

【注意事项】

1. 咽反射过于敏感者，可用丁卡因喷雾咽部1~2次以减轻反应，取喉咽部异物均须在表面麻醉下进行。

2. 在间接喉镜下取异物，由于镜中影像为倒影，前后方向颠倒，初学者不易成功，需平时多加练习。

第十四节 咽部脓肿穿刺抽脓术

【适应证】

咽部脓肿。

【操作前准备】

物品准备:额镜、光源、压舌板、注射器、粗针头(或上颌窦穿刺针)、丁卡因、喷雾器等。

【操作步骤】

1. 戴额镜,对光。

2. 患者取坐位,用压舌板压下舌前2/3,暴露口咽部,在欲穿刺的部位用丁卡因喷雾麻醉。

3. 在脓肿最隆起的部位用连接注射器的粗针头(或上颌窦穿刺针)刺入脓腔,有落空感后随即缓慢抽取脓液。

【注意事项】

1. 咽反射过于敏感者,可用丁卡因喷雾咽部1~2次以减轻反应。

2. 穿刺时应注意方位,不可刺入太深,以防误伤咽旁隙内的大血管。

3. 若脓液过于黏稠以致抽出困难者,可行切开排脓。

第十五节 耳、鼻部外伤清创缝合术

【适应证】

各种原因导致的外耳或鼻部开放性损伤。

【操作前准备】

物品准备:手术刀、眼科剪、眼科镊、血管钳、持针器、缝针、丝线、过氧化氢溶液、生理盐水、酒精、利多卡因、无菌孔巾、无菌纱块、胶布等。

【操作步骤】

1. 患者仰卧(或侧卧),伤口周围皮肤用酒精消毒后用利多卡因局部浸润麻醉。

2. 用过氧化氢溶液及生理盐水反复清洗伤口,直至伤口内污物洗净为止。铺无菌孔巾。

3. 用手术刀、眼科剪等修整创面,去除已坏死的软骨或皮下组织,尽量保留皮肤。

4. 将皮肤对位准确后,用细丝线间断缝合。

5. 无菌纱块覆盖伤口,胶布固定。

【注意事项】

1. 清洗伤口务必彻底,否则易致感染。

2. 耳、鼻部皮肤应尽量保留,如无必要,切勿轻易切除,否则缝合时张力过大,可影响面容。

3. 皮肤缝合对位即可,不可缝合过紧,尽量使用小号丝线,以免影响美观。

4. 清创缝合后,需常规注射破伤风抗毒素以预防破伤风,并使用抗生素预防感染。

第六章 眼底检查技术

眼底检查是诊断内眼疾病最基本的方法。检眼镜是检查视网膜的一种重要工具，并且对患者没有风险。熟练掌握的医生在几分钟内就可以通过检眼镜评估患者视网膜病变情况，辅助全身疾病的诊断与评估，也可以帮助鉴别眼科急症。

眼底检查是检查玻璃体、视网膜、脉络膜和视神经疾病的重要方法。许多全身性疾病如高血压病、肾病、糖尿病、妊娠毒血症、结节病、某些血液病、中枢神经系统疾病等均会发生眼底病变，甚至会成为患者就诊的主要原因，故眼有"机体的橱窗"之称，检查眼底可提供重要诊断资料。

眼底检查在暗室进行，一般不必散瞳。如需详细检查，可滴2%的后马托品液2～3次或滴0.5%～1%的托吡卡胺1～2次散瞳。40岁以上者则用2%～5%的去氧肾上腺素溶液散瞳，可在检查后滴缩瞳药。检查周边眼底时，最好予以散瞳，嘱患者将眼球转向一侧，检查者亦应将头适当倾斜。散瞳前应注意排除青光眼。正常眼底如图6-1、图6-2。

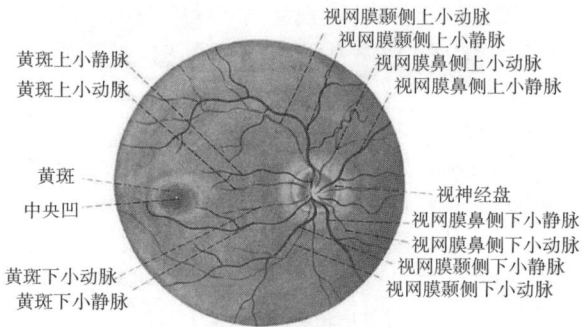

图6-1 正常眼底（1）

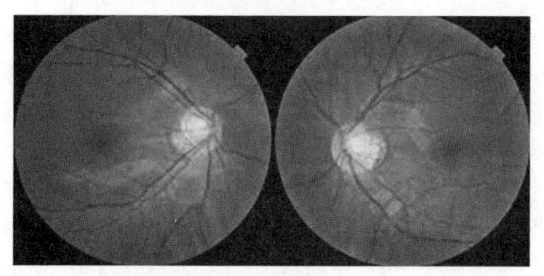

图6-2 正常眼底（2）

1. 视盘：注意颜色、边界、形态、视杯。视盘位于眼球后极偏鼻侧3～4 mm，直径约1.5 mm，正常视盘略呈椭圆形、色淡红，但颞侧颜色稍淡。边界清楚，上、下方因视神经纤维拥挤，稍呈模糊状态。颞侧边缘常有黑色弧,为视网膜色素上皮过度伸入形成。视盘中央呈漏斗形凹陷,颜色较白,称为生理凹陷,此凹陷的大小、深浅不一,但绝不会到达视盘边缘。有时在凹陷内可见暗灰色小点,为透明的巩膜筛板孔。凹陷与视盘垂直径之比称为杯盘比(C/D),应记录之。

2. 眼底血管:注意分支、走行、是否是动静脉相伴、血管管径、反光与交叉、血管搏动情况。视网膜中央动脉和静脉穿过视盘,分出上、下两支,再分成鼻上、颞上、鼻下、颞下四支,又分为许多小支,分布于整个视网膜。这些血管分支彼此不相吻合。动脉色鲜红,管径细而较直,中央有鲜明的反射光条,宽约为管径的1/3。静脉色暗红,管径稍粗而较弯曲,管腔的反射较暗而细小。动脉与静脉管径的比例约为3:4或2:3。在视盘内,有时可见静脉搏动,为正常现象。动脉如有搏动,则为病理现象。

3. 黄斑部:注意位置、形态、颜色、中心凹反光。黄斑位于视盘颞侧稍偏下,距视盘约2个视盘直径(PD)处,范围约为1 PD大小,通常是一个圆形区域,较眼底其他部位稍暗,呈暗红色。颞上及颞下血管小支弯向此处,但黄斑中央部并无血管可见,其正中有一中心凹,呈很强的点状反光,称中心凹光反射。

4. 周边部视网膜：注意涡状静脉、锯齿缘。视网膜本身是透明的，检眼镜灯光照射之下整个眼底呈现弥漫性橘红色，这是由视网膜色素上皮及脉络膜的色素加脉络膜毛细血管内血液的色泽形成的。色素多者眼底颜色较深，色素少者可透见脉络膜血管，如果脉络膜色素较多而聚于血管之间，即呈现出红色和褐色相间的条纹状，称豹纹状眼底。儿童时期视网膜表面反光较强，尤以血管附近更为显著。

眼底检查方法有3种：①直接检眼镜检查法；②间接检眼镜检查法；③裂隙灯显微镜检查法。

一、直接检眼镜检查法

该法能将眼底像放大15～16倍，所见为正像，可看到的眼底范围小，但较细致详尽，亦可方便地用于检查眼的屈光间质。

【物品准备】

直接检眼镜分为照明系统与观察系统两部分，如图6-3。

1. 照明系统：

（1）光源：位于下方手柄中。直流电采用2.5 V 0.75 W灯泡，而交流电采用6 V 5 W优质小电珠。

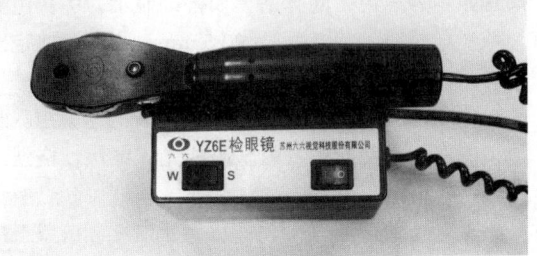

图6-3 直接检眼镜

（2）聚光镜：聚光镜由1～2片平凸透镜组成，通常第一聚光镜折射面半径r1=10 mm、焦距f1=5 mm、焦度D1=200 m^{-1}，第二聚光镜折射面半径r2=20 mm、焦距f2=10 mm、焦度为D2=100 m^{-1}。聚光镜有活动式及固定式两种。用直流电的都采用活动式。

（3）光圈：有大、中、小3种光斑，直接影响眼底照明的光斑大小。大光斑孔径3.0 mm，观察已散瞳的眼底；中光斑孔径2.6 mm，通过正常瞳孔观察眼底，小光斑孔径1.5 mm，观察黄斑。另有无赤滤光镜及裂隙光。无赤滤光镜孔径2.6 mm，呈低饱和绿色，能去除照明光束中的长波光线，因此在显示眼底时，可增加视网膜血管和背景的对比度，有利于检查者鉴别视网膜损害和脉络膜损害，视网膜损害显示为黑色,而脉络膜损害则显示为棕灰色。裂隙光呈长线条状,宽径约0.5 mm,可做病灶定位分析。

(4)投射镜:为一组凸透镜组成的透镜组。凸透镜的作用是使光源发射出来的光线聚焦,增强光度。

(5)折射镜:为一片表面镀铝的平面镜或三棱镜。灯光通过聚光镜、光圈及投射镜,由折射镜将光线射入被检眼瞳孔,使投照光发生90°折射,将射入眼底的光线从眼底反射出来,使检查者能看清眼底。

2. 观察系统:

(1)窥孔:直径为3 mm,观察野为10°~12°,与光源的投射野重叠。为避免投照光在角膜凸面镜上成像后对观察视轴所产生的屏蔽现象,窥孔设计在折射透镜后方偏上位置,形成微量光视轴夹角,为8°~10°。夹角过小,光视切入点重合可发生屏蔽;夹角过大,投照野与观察野分离。另外如果窥孔与角膜间距过大或者投射光直径过大,都将导致光视切入点重合而发生屏蔽。

(2)透镜盘:为由-25D~+25D球面透镜组成的转盘,镜盘上装有凸透镜(以黑色"+"标示)和凹透镜(以红色"+"标示),用以矫正检查者和患者之间的屈光不正,以清晰地显示眼底。

【操作步骤】

检查在暗室中进行,可使患者瞳孔尽可能放大,提高眼底视觉对比度。嘱患者注视至少1 m外的一点,如挂在墙上的小图画或一个物体。嘱被检者取下眼镜,接触镜并不影响检查,可不摘。如图6-4。

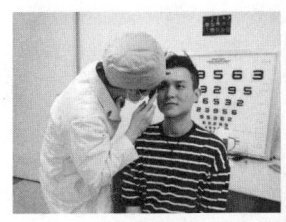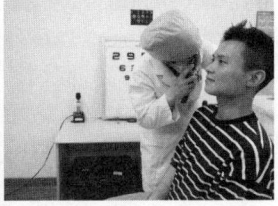

图6-4 直接检眼镜的检查方法

1. 先用彻照法检查眼屈光间质(角膜、房水、晶体、玻璃体)有无混浊。将检眼镜转盘拨到+8D ~ +12D,使检眼镜的光线自10 ~ 16 cm远射入,并使检眼镜光线以与患者视线呈15°角的方向射入受检眼的瞳孔,此时通过检眼镜的观察孔可看到被检眼瞳孔区呈现一片橘红色眼底反光。然后由远而近依次观察被检眼的角膜、前房、晶体及玻璃体(一直看到离正视眼底约4 mm处)。如屈光间质有混浊改变,则在橘红色的反光中可见到黑影,此时嘱患者转动眼球，如黑影与眼球的转动方向一致，则混浊位于晶体前方，如方向相反，则位于玻璃体；位置不动，则混浊是在角膜或晶体上。检查时还可将正镜片度数逐步减小，度数越小越接近眼底，可用以估计混浊的位置。

2. 检查眼底：被检者可取坐位或卧位，两眼睁开，向前方注视。检查者将检眼镜光圈手轮调到标准光斑（中光斑），将镜盘拨回到"0"，示指放在检眼镜透镜盘上，以便随时调整屈光度。检查右眼时，检者右手拿检眼镜，站在被检者的右侧，以右眼观察眼底（称为"三右"）。检查左眼时相反，为"三左"。检查时被检者不戴眼镜，但检查者可以戴眼镜，检查者与被检者尽量靠近，将检眼镜移近到受检眼前约2 cm处观察眼底，但不要触及被检者的睫毛和眼、面部。在检眼镜的光线透入被检眼内的同时，检查者通过观察孔看见被检者眼底，如检查者与被检者都是正视眼，便可看到眼底的正像，如不能看清，可旋转透镜盘，即能得到清晰的眼底像。检查时如果没有立即看到视盘，可以沿所见的视网膜血管朝管径粗的方向寻找即可找到视盘。

3. 检查时先查视盘，再按视网膜动、静脉分支，分别检查各象限，最后检查黄斑部。检查视盘时，光线自颞侧约15°角处射入；检查眼底周边部时，嘱被检者向上、下、左、右各方向注视和转动眼球，或变动检眼镜角度；检查黄斑时，嘱被检者注视检眼镜光源。观察视盘的形状、大小、色泽，边缘是否清晰，边界有无隆起及隆起的程度，有无生理凹陷，杯盘比例即C/D如何，有无近视弧形斑等。检查视网膜血管时，光圈调至无赤滤光镜，观察视网膜动脉、静脉，注意血管的粗细、行径、管壁反光情况、分支角度及动静脉交叉处有无压迫或拱桥现象，正常动脉与静脉管径之比（A/V）为3∶4或2∶3。观察视网膜，注意有无水肿、渗出、出血、色素、瘢痕、豹纹状改变、视网膜脱离及新生血管等。观察黄斑部，光圈调至小光斑，注意其大小、中心凹光反射是否存在，有无水肿、出血、渗出、色素紊乱、裂孔、瘢痕机化物等。

4. 眼底检查记录。为说明和记录眼底病变的部位及其大小范围，通常以视盘，视网膜中央动、静脉行径，黄斑部为标志，标明病变部位与这些标志的距离和方向关系。距离和范围大小一般以视盘直径PD（1PD=1.5 mm）为标准计算。记录病变隆起或凹陷程度，是以能看清的病变区周围视网膜面与能看清的病变隆起最高处或凹陷最低处的屈光度（D）之差来计算的，每差3个屈光度（3D）等于

1 mm。

【注意事项】

1. 检查眼底时如拨动任何一个镜盘,都不能看清眼底,说明眼的屈光间质有混浊,需进一步做裂隙灯检查。

2. 对儿童或瞳孔过小不易窥入者,常须散瞳观察。散瞳前必须排除青光眼。

3. 注意散瞳的注意事项及意外情况的处理。

二、间接检眼镜检查法

间接检眼镜能将眼底放大4.5倍,所见为倒立的实像,看到的范围大,一次所见可达25°~60°,立体感强,景深宽,对视网膜脱离、皱襞等不在眼底同一平面上的病变,可以同时看清并有立体感。如配合巩膜压迫器,亦可看清锯齿缘乃至睫状体扁平部等眼底最周边的部分。间接检眼镜上配有半透明、半反射的侧视镜,可作为示教用。

【物品准备】

双目间接检眼镜,戴在检查者头部,内装有强光源及聚光调节系统,配有多方向调节锁紧旋钮和照明控制钮,使投射出来的光线能靠近检查者的左右眼视线,以利于检查者获得舒适的观察角度。间接检眼镜有3种滤色片:无赤片、钴蓝片、无色片。可调节大（D6 mm）、中（D4 mm）、小（D2 mm）光斑，适用于不同瞳孔大小。示教镜、左右两路镀膜分光镜，可清晰同步观察。如图6-5。

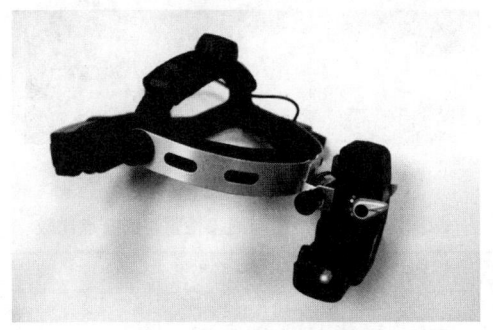

图6-5 双目间接检眼镜

【操作步骤】

检查时，被检者采取坐位或卧位，检查距离为50 cm左右，检查者用拇指、示指持+13D～+28D的透镜（为了提高像质，现多采用+20D非球面镜），以环指及小指靠在被检者额部作为依托，并提起上睑，透镜在被检者眼前4～9 cm范围内移动，直至见到眼底影像为止。如图6-6。直接检眼镜与间接检眼镜的不同之处见表6-1。

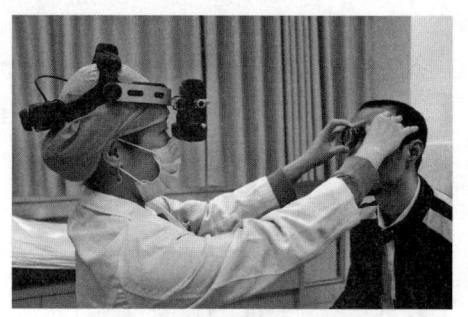

图6-6 间接检眼镜检查

表6-1 直接检眼镜与间接检眼镜的特点比较

项目	直接检眼镜	间接检眼镜
眼底像	约15倍	2~5倍
图像成像差异	正立的虚像	倒立的实像
聚光镜	需要	不需要
检查距离	尽量接近被检者眼睛	应与被检者保持一手臂远的距离
屈光间质浑浊者	不适用	适用
照明度	弱	强
可视范围	约2倍视盘直径	约8倍视盘直径
立体观测	无立体感	具有立体感
可见眼底视野	后极部、赤道部附近视网膜	可达视网膜锯齿缘

(续表)

项目	直接检眼镜	间接检眼镜
手术操作	不可以配合手术操作	可以配合手术操作
示教镜	无	有

三、裂隙灯显微镜眼底检查法

该法兼顾了裂隙灯显微镜及双目间接检眼镜的照明、光学、放大的效果,可获得高质量的影像(照明亮、景深好、视野宽、立体感强),正常瞳孔下也可检查眼底,可见到清晰的眼底图像,甚至通过增加亮度可看到微薄纤细的玻璃体与视网膜之间的联系。有晶状体眼可以看到赤道部视网膜,人工晶状体眼、无晶状体眼可以看到赤道部以前,屈光间质欠清晰时也可以满意地检查眼底,可用于视网膜光凝术、眼底照相及玻璃体的静态和动态研究。对于很多眼底疾病,尤其是视网膜脱离、脉络膜脱离、眼底肿瘤、眼底先天异常、眼内寄生虫病、眼外伤及眼内炎症等,均可做出正确诊断。裂隙灯显微镜眼底检查法包括接触镜法和前置镜法。

1. 接触镜法(如三面镜)。

被检者坐于裂隙灯显微镜前,在检查前滴用角膜表面麻醉药物,把三面镜放于角膜上,调节裂隙灯显微镜获得眼底图像。可用于视网膜光凝。

2. 前置镜法。

常用的前置镜有+90D、+78D、+60D、+132D的非球面镜,尤其适用于不适宜放角膜接触镜以及对接触镜检查不合作者及儿童。

第七章 急诊诊疗技术

第一节 心肺复苏术

心肺复苏术（CPR）是针对呼吸心跳停止的急症危重患者所采取的抢救关键措施，即胸外按压形成暂时的人工循环直至恢复自主搏动，采用人工呼吸代替自主呼吸，快速电除颤转复心室颤动，以及尽早使用血管活性药物来重新恢复自主循环的急救技术。

【适应证】

任何原因导致的心跳骤停。

【禁忌证】

无绝对禁忌证。

【操作前准备】

物品准备：垫背板、球囊面罩、除颤仪等。

【操作步骤】

1. 评估与判断：

（1）评估现场环境安全，并记录开始抢救时间。

（2）判断患者无意识：拍打双肩，呼叫患者，如无任何反应,说明意识丧失。

(3)判断脉搏呼吸:用示指及中指指腹先触及气管正中部位,然后向旁滑移2~3 cm,在胸锁乳突肌内侧触摸颈动脉是否有搏动。评估时间5~10秒(数1001、1002、1003、1004、1005……),同时观察胸廓是否有起伏。如果颈动脉无搏动、胸廓无起伏,说明无脉搏、无呼吸。

2. 胸外按压:

(1)体位:使患者仰卧,头、颈、躯干平直无扭曲,松解其衣领及裤带,整理肢体,垫背板(或仰卧于硬质平面上)。

(2)按压部位:双乳头连线中点或胸骨中下1/3交界处为掌根着力的按压部位。

(3)方法:施救者双膝撑地,与肩同宽,一只手的掌根部放在患者胸骨中下部,然后两手重叠,手指离开胸壁,双臂绷直,以髋关节为轴,借助上半身的重力垂直向下按压,每次抬起时掌根不要离开胸壁,按压者的目光应一直盯着患者的脸部,全程观察其面部表情和面色改变,按每分钟100~120次的频率按压,按压幅度为5~6 cm或者胸廓前后径的1/3,压下与松开的时间基本相等,压下后应让胸廓充分回弹。

3. 电除颤:除颤仪到位后即检查有无除颤指

征,若除颤指征存在,尽快予以电除颤治疗。具体操作详见本章第二节。

4. 开放气道:

(1) 清除气道内异物:若无颈椎损伤,可使头向一侧倾斜,一手按压开下颌,另一手用示指将异物清除,如怀疑颈椎损伤,则用双手推下颌法打开口腔,清理异物。

(2) 开放气道:①抬头举颏法:用一只手按压患者的前额,使头部后仰,另一手在下颌下向上抬下颌,使下颌尖、耳垂连线与地面垂直。②推下颌法(颈椎损伤时):将肘部支撑在患者所处的平面上,双手放在患者头部两侧并握紧下颌角,同时用力推向脚的方向并向上托起下颌。

5. 人工呼吸:

(1) 口对口:一只手置于患者额上,手掌用力向后压,使头后仰,开放气道,并用这只手的示指、拇指捏紧患者的鼻孔,然后口唇严密地包住患者的口唇,平稳地吹气(时间1~1.5秒),注意不要漏气,将气体吹入患者的口腔到肺部,使胸廓抬起;然后松开患者的口鼻,使气体呼出,每次呼气时间要比吹气时间略长,吹气时暂停按压,吹气频率10~12次/min,按压与通气比率为30∶2。

(2) 口对鼻:若患者牙关紧闭,或操作者的口不能完全包绕患者的口周则用此法,用一只手的手掌压在患者额前,使头后仰,用另一只手抬起患者的下颌,并使口闭合,再向鼻孔均匀用力吹气(时间要达到1~1.5秒),然后口部离开患者,使气体呼出,呼气时间要比吹气时间略长,吹气时暂停按压,吹气频率10~12次/min,成人按压与通气比率为30∶2。

(3)球囊面罩通气:双人操作时使用,患者头后仰体位,抢救者位于患者头顶端,E-C手法固定面罩:左手中指、环指和小指放在患者下颌角处,向前上托起下颌,保持气道通畅。左手拇指和示指将面罩紧扣于患者口鼻部,固定面罩,保持面罩不漏气。用右手挤压气囊,潮气量需500~600 mL,每次充气时间超过1秒,使胸廓抬起。上述操作给气时可不暂停按压,成人按压与通气比率为30∶2。

【注意事项】
1. 快速按:频率100~120次/min。
2. 用力按:按压幅度为5~6 cm。
3. 使胸廓充分回弹。
4. 减少按压中断时间。
5. 避免过度通气。

第二节 心脏电复律和除颤

心脏电复律分为同步和非同步两种。同步心脏电复律,现简称"心脏电复律",是在T波时相电击,以同步QRS,避免发生室颤,应用直流电终止心室颤动(简称"室颤")以外的心律失常;非同步心脏电复律,则称为电除颤,是应用非同步电击,可在任何时间放电,以终止室颤。

【适应证】

1. 电除颤适应证:室颤和无脉性室速是绝对适应证。一经诊断则须立即电除颤,强调争分夺秒,室颤发生至第1次电击时间至关重要,它直接影响除颤成功率及患者存活率。

2. 心脏电复律适应证:

(1)宽QRS波有脉性心动过速:在有脉搏的情况下,出现规则的、宽大QRS波形的心动过速可能是室性心动过速(室速)、室上性心动过速伴差异性传导或室上性心动过速伴预激。若生命体征不平稳且继发于心动过速,需紧急行心脏电复律。若为稳定的室速可以在治疗初期即给予心律失常治疗药物,在镇静和镇痛的前提下,电复律可作为必要的可选治疗方案。

（2）室上性心动过速（室上速）：初期治疗包括刺激迷走神经和应用腺苷类药物。若均无效，则使用非二氢砒啶类钙离子通道拮抗剂或β受体阻滞剂，可终止心律失常。

（3）心房颤动（房颤）和心房扑动（房扑）：房颤和房扑患者快速心室率反应往往继发于心衰或心肌缺血。β受体阻滞剂和非二氢砒啶类钙离子通道拮抗剂通过减缓房室结传导，可降低心室率。许多患者在充分心室率控制后表现为症状消失或症状轻微，电复律可作为备选方案。

【禁忌证】

1. 室上性心律失常伴完全性房室传导阻滞。
2. 病态窦房结综合征者。
3. 洋地黄中毒导致的室速及室上速不宜电复律治疗。

【操作前准备】

1. 仪器准备：

（1）电极：体外电复律/除颤时，电极板的放置部位有2种：①前侧位，即一个电极板中点位于左腋中线4~5肋间部，另一个放在胸骨右缘第2~3肋间，该放置方法操作方便，多用于急诊；②前后位，即一个电极板放在患者背部左肩胛下区，另一个放在心尖部，此种放置方法通过心脏的电流较多，电能量需要减少约1/2，成功率略高于前者，并发症亦可减少，是公认的择期复律患者最佳放置方法。另外，建议使用大电极（10 cm），小电极（7 cm）多用于一岁以内的婴儿（体重<10 kg）。以12 kg的电极板压力接触胸壁为最佳胸壁接触方式。对房颤而言，将前胸电极板置于左上前位则转复率更高。

（2）除颤仪：调试除颤仪，确认其处于可用状态。

2. 患者准备：确保空腹状态，获得知情同意，应用自粘电极片（需清剪体毛），应用体外导联，充分镇静镇痛，全程监测生命体征和心脏节律。

【操作步骤】

1. 电除颤：

（1）评估气道呼吸和循环。

（2）评估心律。

（3）给予一次电击（单相波：360 J，双相波：200 J）。

（4）除颤后立刻继续胸外按压，行5个循环或2分钟的CPR（心肺复苏术）。

（5）检查心律，若仍为室颤或室速，再次电击（单相波：360 J，双相波：200 J或更高）。

（6）除颤后立刻继续胸外按压，行5个循环的

CPR；在CPR过程中，第二次电击前或电击后使用肾上腺素1 mg IV/IO，每隔3~5分钟重复一次，若反复室颤，使用胺碘酮治疗。IV指静脉注射，IO指骨内输液。

2. 电复律步骤：

（1）根据不同仪器选择合适的起始能量（推荐的起始能量：有脉室速，单向波/双相波100 J；房颤，单向波100 J，双相波100~200 J；房扑，单向波50~100 J，双相波50 J）。

（2）选择同步功能。

（3）确定心律失常仍然存在。

（4）充电，远离电击区，放电。

（5）若节律未改变，按需逐步提高能量，并重复上述操作。

（6）电复律前给予充分镇静。

【并发症及其处理】

1. 烧伤：操作时应使用最低的有效能量。另外，皮肤和电极板之间用生理盐水浸湿的纱布取代导电胶，也可减少烧伤。

2. 血栓栓塞：超过48小时的房颤或房扑患者，抗凝属于常规治疗。

3. 心律失常：电复律后常即刻出现短暂心律失常，不必处理，如出现频发室早（室性早搏）、短阵室速可静脉注射利多卡因，如出现室颤、房扑可再次复律。

4. 心肌损伤：电击后心电图偶可看到一过性ST段抬高和血清酶升高，这并不意味着心肌损伤，可自行恢复。

第三节 脊柱固定与搬运

任何对头、颈、身体或骨盆造成强力撞击的钝伤，对颈部或身体产生突然加速、减速或侧弯力量的意外，自高处跌落，从任何机动车或其他动力运输设备上弹出或摔落，任何浅水区跳水的意外，均可能引起脊柱损伤。救护员应徒手将患者脊柱固定，直到评估完成。

【适应证】

1. 头、颈、躯干的穿刺伤，有神经学缺损症状或主诉者。

2. 存在钝伤并有意识改变（GCS<15分）者。

3. 虽然患者没有意识改变但存在脊椎疼痛或有神经学缺损或脊椎解剖构造变形的钝伤。

4. 当患者有值得注意的受伤机制，但却没有脊柱疼痛神经学缺损症状或脊椎解剖变形时，需要评估可信度，若对可信度存疑，则需要假定患者有脊髓损伤而给予全套固定。

【禁忌证】

无绝对禁忌证,若同时存在气道、呼吸、循环异常者,应优先处理上述问题。

【操作前准备】

物品准备:脊柱固定担架、短脊板、固定带、颈托、头部固定器,必要时可就地取材,使用木板、门板等。

【操作步骤】

1. 将患者的头部移动到一适当的自然正中直线位置(除非有禁忌证)。应持续不间断地执行徒手支持与保持一直线的固定原则。

2. 用初步评估的方式评估患者,并立即给予任何必要的处置。

3. 若患者的情况允许,检查其四肢的运动功能、感觉反应和循环情况。

4. 检查患者颈部,测量并给予合适且有效的颈托。

5. 视情况将患者固定在长背板上。

6. 将患者的躯干固定在器材上,使其无法上下左右活动。

7. 评估患者的头部,并在成人头部与儿童胸部后方加装软垫。

8. 将患者的头部固定在器材上,维持自然直线的姿势。

9. 如患者已在长背板上，要将其手臂、腿部固定以避免移动。

【操作方法】

1. 徒手制动方法（五拳法）。

（1）头锁：主要用于患者头部的固定。

患者仰卧位，术者双膝跪在患者头顶位置，先固定自己双侧肘关节（肘部放在大腿上或地上），双掌放在患者头两侧，拇指轻按额部，其余四指固定其面颊。不可遮盖耳朵和眼睛。助手用手指在患者胸骨正中，标示前正中位置，协助术者把患者的头部调整到生理位置，让患者鼻尖、下颌与前正中线处于同一直线，头部稍微后仰保持舒适的位置。如图7-1。

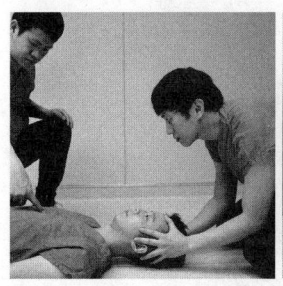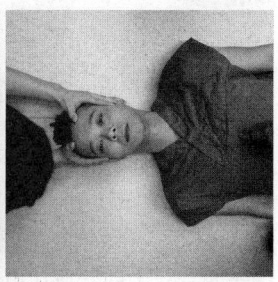

图7-1　头锁

（2）头胸锁：用作转换其他制动锁或放置头枕时的制动手法。

患者仰卧位，术者以跪姿处于患者身体一侧头肩位，胸侧的手肘关节轻点在患者胸骨上。手掌固定患者的颧骨，不可遮盖患者的口鼻；头侧的手肘关节稳定在地上或术者大腿上，手掌固定患者的前额。如图7-2。

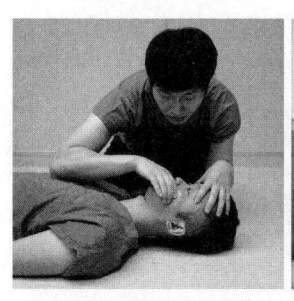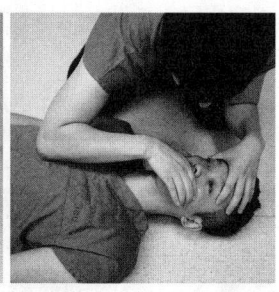

图7-2 头胸锁

（3）双肩锁：又称斜方肌挤压法。主要用于患者前后左右水平平移时的头部固定。

患者仰卧位，术者跪在患者的头部，面对患者。术者拇指与四指分开，四指并拢向内伸向患者的背部，靠近脊柱方向，双手虎口卡在患者的颈肩接合处，双手前臂放在患者双侧耳后，用力夹紧患者头部。如图7-3。

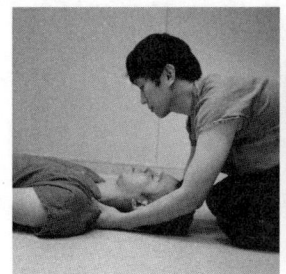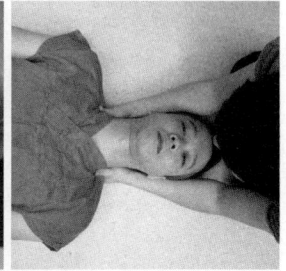

图7-3 双肩锁

(4)改良肩锁:又称改良斜方肌挤压法。术者与助手使用改良斜方肌挤压法,共同完成对患者的轴性翻身成90°的体位。

患者仰卧位,术者跪在患者头顶部,面对患者。一手如斜方肌挤压法般锁紧患者的头颈部,这个手的肘关节应该放在术者同侧的大腿上作为支点。另一手则像头锁般固定患者头部。双手手掌及前臂用力将头部固定。在助手的协助下,将患者翻身90°至实施斜方肌挤压法的手的同侧方向,实施斜方肌挤压法的手刚好承托患者的头颈部,使之与脊柱保持一条直线。如图7-4。

(5)胸背锁:用作把坐着的患者躺卧在脊椎板上或脱除头盔的头颈胸背固定法。

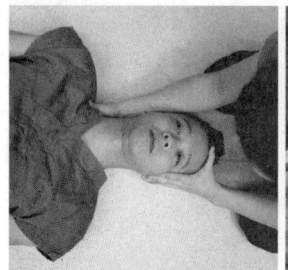
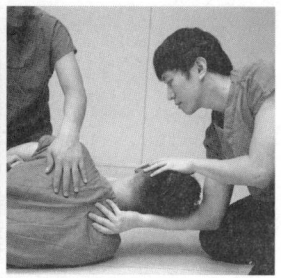

图7-4 改良肩锁

先跪在患者侧旁正向患者，用双臂夹着患者的胸部及背部，再把双手手腕向下压锁，并紧捉患者的颧骨及后枕部，而手掌不可覆盖患者的口鼻。如图7-5。

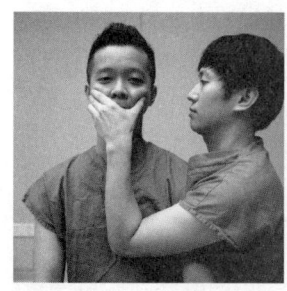
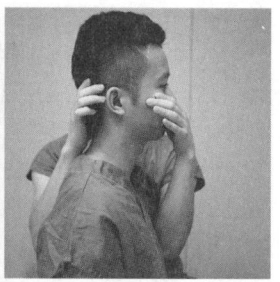

图7-5 胸背锁

2. 颈托的使用。

颈托是辅助限制患者头颈部活动范围,减少其头颈部活动的装置,临床上分为可调式颈托和固定颈托,切记不能完全依赖颈托固定患者头颈部。如没有现成的颈托,可用毛巾或软垫填充患者颈部的空隙,以达到患者头颈部相对固定的目的。

嘱咐患者不要乱动,并保持头部于现有姿势,助手先用头锁为患者制动,把患者头部置于正中位置(患者的头部与身躯的轴心线须成一直线)。如在转动患者头部时,患者感到痛楚,应立即停止转动。术者用手指量度患者肩颈结合处至下巴水平的距离,再根据此距离调节颈托的高度,然后将颈托套入患者颈部,轻轻把颈托拉紧并固定。如图7-6。

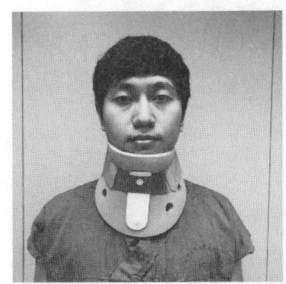 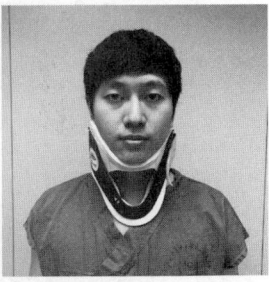

图7-6 颈托固定

3. 脊柱板固定:

(1) 把脊柱板放在患者旁边。

(2) 用颈套正确地制动患者的颈部。

(3) 使用仰翻或俯翻法把患者平稳地仰卧在脊柱板上。

(4) 把软垫放在患者双脚之间。

(5) 用固定带固定患者肩膊、胸膛、髋部、大腿、小腿,并将其制动于脊柱板上。

(6) 用三角绷带把患者的手制动。

(7) 确定患者已整体被固定于脊柱板上才可搬运。如图7-7。

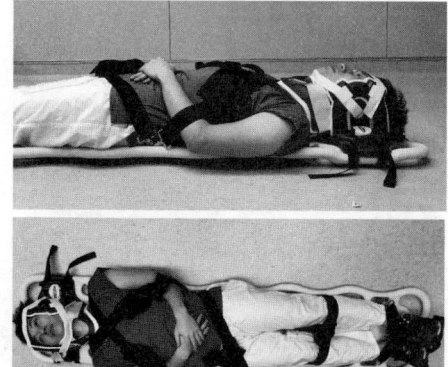

图7-7 脊柱板固定

【注意事项】

1. 注意各项的操作规范，注意保持脊柱稳定，避免加重脊柱二次损伤。

2. 注意现场环境安全评估，按ABC重要性排序，注意处理问题的先后顺序，搬运过程密切留意生命体征及病情变化。

3. 各人需配合娴熟，动作轻柔稳定，保持统一指令。

第四节 经口气管插管术

【适应证】

1. 上呼吸道梗阻：上气道损伤、异物或分泌物潴留等导致的上呼吸道梗阻。

2. 气道保护机制受损：意识障碍或需要麻醉者。

3. 准备实施机械通气者。

4. 气道大量分泌物潴留需要清除者。

【禁忌证】

无绝对禁忌证，相对禁忌证如下。

1. 严重颌面部损伤。

2. 上气道外伤或烧伤。

3. 深部气道梗阻。

4. 颈椎损伤。

5. 严重喉头水肿。

【操作前准备】

1. 准备适当的喉镜：成年人多使用弯曲喉镜片，大约是口角到耳垂的长度，婴幼儿使用直式叶片喉镜片。

2. 选择合适的气管导管：成年人女性多选择6.5~7.5号，男性多选择7.0~8.0号。

3. 其他物品：导丝、10 mL注射器、润滑剂、牙垫、绑带、吸引装置、面罩、听诊器、心电监护仪、抢救车。

4. 补救性器材：环甲膜切开包。

【操作步骤】

1. 移开床头板，患者去枕平卧，解开衣领。

2. 术者站在患者床头，使用抬头举颏法使患者处于正常体位，左手拇指与示指轻轻掰开患者嘴唇，观察患者口中有无异物、呕吐物、分泌物、血液、假牙等情况，若有马上取出并用吸痰管充分吸引。

3. 助手使用球囊面罩连接高流量氧气给患者正压通气预充氧。

4. 准备用品，检查气管导管的完整性，用注射器给气管导管气囊注气，若出现漏气等情况立即更换气管导管，将球囊放气直到完全扁平紧贴气管导管，把导丝插入气管导管距离尖端1 cm处，塑形（J形或L形），涂润滑剂，选择合适的喉镜，连接喉镜片及喉镜柄，检查光源，准备好牙垫、注射器、绑带、听诊器。

5. 若患者已昏迷，直接进行插管。若患者抵抗或清醒，予镇静剂及麻醉药快速诱导。

6. 左手握紧喉镜，将喉镜片从患者口腔右侧插入，将舌头拨到左边，沿着正中线缓缓推进，当喉镜片顶端插入会厌谷（舌根及会厌体之间）时，左手持喉镜柄向上抬起会厌以充分暴露声门，若有分泌物或呕吐物阻碍视线，立即用吸痰装置吸引。抬起会厌后能看见声门，声门有"A"字形声带，A字尖端指向会厌，若声门完全暴露或暴露2/3以上可进行下一步插管。若声门不能充分暴露，可尝试把喉镜再抬高一点或让助手压迫环状软骨。如图7-8、图7-9。

7. 保持视线锁定声带，助手把气管导管递到右手，右手将气管导管缓缓推进声门，当尖端及气囊通过声带后拔除导丝，再往里送1～2 cm，此时导管尖端距门齿21～23 cm，右手固定气管导管，助手给气囊打气（8～10mL）。如图7-10。

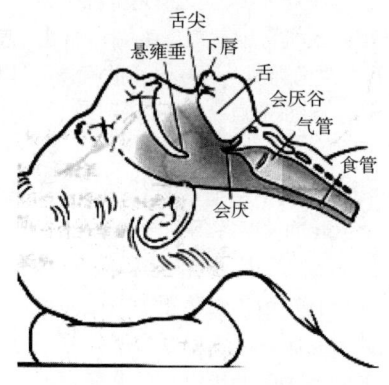

图7-8 上气道位置关系

8. 放置牙垫，缓缓退出喉镜，连接球囊给气，用听诊器检查胃部及双侧肺部，若胃里无气过水声、双肺呼吸音清晰对称，胸廓有起伏，可明确气管导管在位，否则取出气管导管重新插管，潮气末二氧化碳监测是判断气管导管是否在气道内的金标准。插管完成后需行胸片检查。

9. 绑带或胶布固定，连接呼吸机辅助通气。

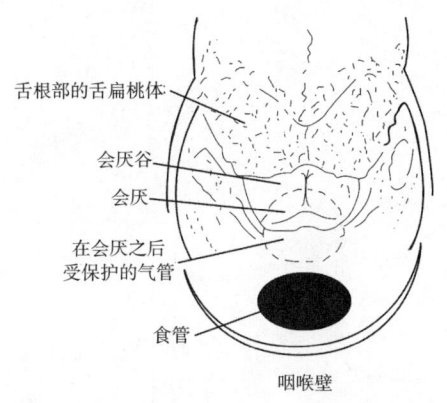

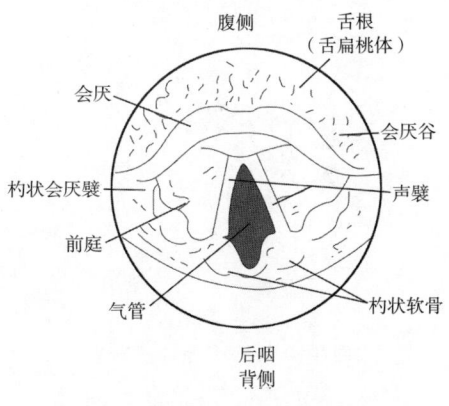

图7-9 声门局部解剖

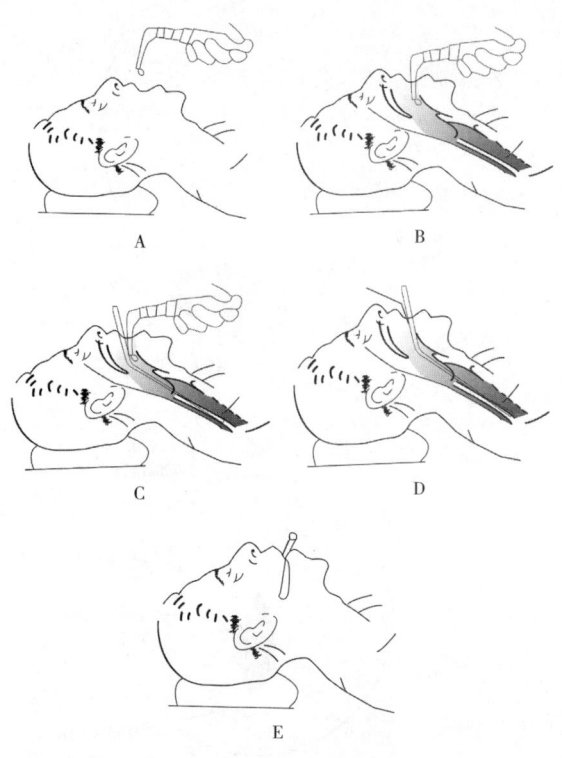

图7-10 经口气管插管流程

【注意事项】

1. 必须反复确认气管导管是否在气管中。

2. 移动患者或气管导管后需重新评估气管导管位置。

3. 术前应充分评估是否为困难气道,若经口气管插管出现困难,换纤维支气管镜(纤支镜)引导下气管插管或气管切开。

4. 术后建议行纤支镜或胸片再次确认导管位置。

第五节 气管切开术

【适应证】

1. 上气道严重梗阻或破裂者。
2. 颜面和颈部创伤所致的气道损伤。
3. 困难插管且需建立通道,用其他方式不能插管或插管失败者。
4. 需要较长时间接受机械通气者。

【禁忌证】

无绝对禁忌证,严重凝血功能障碍及慢性阻塞性肺疾病(COPD)反复合并呼吸衰竭者需仔细权衡必要性。

【操作前准备】

1. 物品准备：

（1）气管切开包：包括针、线、剪刀、手术刀、血管钳、甲状腺拉钩、吸引管等常规手术器械。

（2）合适型号的气管导管。

（3）利多卡因、芬太尼、丙泊酚等药品。

（4）照明设备、氧源、吸引器、消毒剂、无菌手套、无菌铺巾等。

2. 患者准备：

（1）体位准备：患者取仰卧位，肩下垫高，保持颈部伸直正位。

（2）术区准备：术区备皮、剃须。

【操作步骤】

1. 若患者没有颈部禁忌证，可使患者平卧，用毛巾垫高肩部，使颈部伸展、充分暴露。

2. 常规消毒、铺巾、局麻。

3. 左手固定气管，在环状软骨水平向下做4～5 cm长的正中纵向切口，切开皮肤、皮下组织，结扎出血血管。

4. 沿正中白线切开颈前筋膜，钝性分离舌下肌群，将甲状腺峡部向上推开，暴露气管。如图7-11。

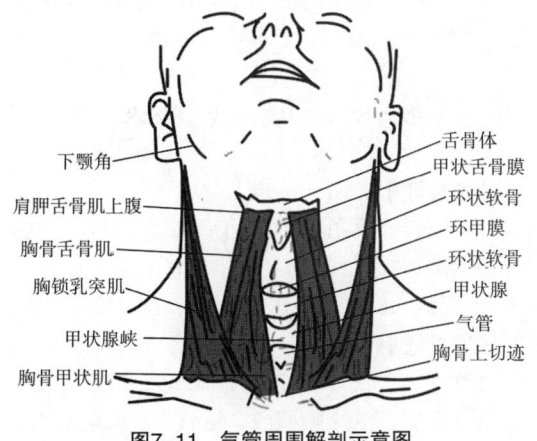

图7-11　气管周围解剖示意图

5. 纵行切开第2～3或3～4软骨环，放入扩张器使气管切口分开，充分吸引，插入合适气管导管，球囊注气固定，缝合切口皮肤，以扁带绑于颈后固定气管导管，宽松度以能容1指为合适，术口覆盖纱块。

【注意事项】

1. 操作过程中应保持在正中切开，避免损伤血管和组织。

2. 勿损伤颈总动脉，若无法分辨颈总动脉和气管，可使用注射器试穿刺。

3. 彻底止血，若情况紧急可不麻醉沿正中线一次切开到气管，插入气管套管。

第六节 胸腔闭式引流术

【适应证】

1. 气胸、血胸、脓胸、乳糜胸或大量胸腔积液需要持续排气、排血、排脓、排液者。

2. 开胸术后。

【禁忌证】

无绝对禁忌证，存在凝血障碍、大量的肺大泡、肺粘连局部的胸膜积液、结核、先前曾放置胸导管者需慎重。

【操作前准备】

物品准备：2%的利多卡因、注射器、凡士林纱布、纱布、手术刀、缝合线、缝合针、弯止血钳、灭菌注射用水、适合的胸导管、水封瓶等。

【操作步骤】

1. 患者取仰卧位或半卧位，同侧上臂远离胸部，术者戴手套、口罩，以碘伏消毒胸壁，铺无菌巾，选取穿刺点，以2%的利多卡因逐层浸润麻醉，进针到胸膜腔，并做试验性穿刺，抽吸后退针。

2. 穿刺部位选择：排气选择在锁骨中线第2~3

肋间,排血、排液、排脓选择在腋中线、腋后线第6~8肋间。

3. 用手术刀片在预定引流位置沿下一肋骨上缘做一3~5 cm的切口,用弯止血钳钝性分离皮下组织,并逐层进入,迅速用止血钳刺破肋间肌和壁层胸膜,进入胸膜腔(有落空感),转动止血钳,扩大皮下组织、肋间肌肉和壁层胸膜的通道。如图7-12。

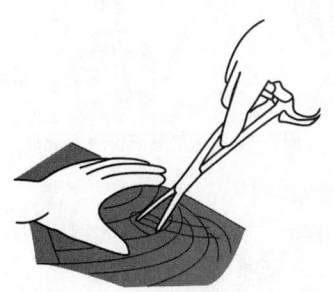

图7-12 钝性分离胸壁组织

4. 将胸导管放于患者切口到肺尖的位置,估计通道的长度,将套管针经切口插入胸膜腔,放至合适位置,退出套管针芯,夹闭引流管,固定导管,连接备好的引流瓶,开放引流管,观察是否有气体、液体流出以初步评估导管的位置情况。如图7-13。

5. 缝合切口，固定导管，消毒，无菌透明敷料固定，操作结束。

6. 床边胸片评估导管的位置。

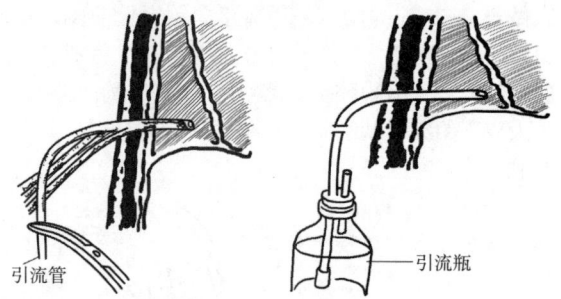

图7-13 放置引流管及引流瓶

【注意事项】

1. 操作时，胸膜切口不宜过大，引流管远端夹闭要可靠，进管要迅速。

2. 胸腔内大量积液时，不应一次放液过多过快，避免纵隔摆动。

3. 对于支气管瘘者，切开后应尽快吸出脓液，防止脓液倒流引起感染扩散或窒息。

4. 防止引流管脱出，搬运患者或患者活动时注意勿予牵拉。注意保持引流管通畅，如发现阻塞不通，及时处理。随时注意观察引流物的性质和量，观察有无漏气。

5. 鼓励患者咳嗽和深呼吸，以利于肺复张和液体排出。

6. 拔管时机及方法：原则上胸腔内已无积气或积液，肺膨胀良好，即可拔管，一般在术后24～72小时。拔管时准备5～6层凡士林纱布，铺于无菌纱布及棉垫上，创口消毒，拆除固定缝线后，嘱患者深呼吸，于深吸气末迅速将引流管拔出，立即将准备好的敷料覆盖，加压包扎后再嘱患者正常呼吸。

第七节　电动洗胃

【适应证】

吞食毒物或过量药物。

【禁忌证】

1. 吞入物为强酸或强碱等腐蚀性物质。
2. 吞入物为大而不溶解于水的固体物。
3. 吞入物为尖锐的异物。
4. 咽部或上消化道解剖结构异常。
5. 合并食管胃底静脉曲张、上消化道出血等。

【操作前准备】

物品准备：电动洗胃机、洗胃管、洗胃液、心电监护仪、牙垫、污物桶、呕吐物标本盒等。

【操作步骤】

1. 将患者摆至左侧卧位并连接监护设备,若患者清醒应详细介绍操作步骤并征求配合。

2. 准备电动洗胃机,连接好管道,准备好洗胃液及污物桶。

3. 放置牙垫,润滑洗胃管尖端,经口轻柔插入洗胃管(具体步骤参考鼻胃管置管),确认洗胃管是否在胃里,并用注射器抽取胃液标本。

4. 连接洗胃管至洗胃机相应接口,开启电动洗胃机,直到引出物清晰为止。若非自动化电动洗胃机,则需人工按动转换阀,先使用吸污挡吸取胃液,到无胃液引出后转换到注胃挡往胃里注入不超过10 mL/kg的洗胃液(一般成人不超过300 mL),再反复切换吸污挡及注胃挡直到引出物清晰无臭。

【注意事项】

1. 洗胃过程中密切监护生命体征,避免误吸。

2. 洗胃液多选择温生理盐水或温开水,若明确毒物性质可使用对应解毒剂。

3. 吞入大药丸或固体可使用胃镜取出。

第八节 三腔双囊管置入术

【适应证】

肝硬化食管胃底静脉曲张破裂出血,经药物治疗后仍出血不止者。

【禁忌证】

1. 食管狭窄。
2. 近期进行过食管手术。
3. 冠心病。
4. 高血压。
5. 心功能不全。

【操作前准备】

物品准备:三腔双囊管、50 mL注射器、止血钳3把、治疗盘、无菌纱布、液体石蜡、0.5 kg重沙袋(或盐水瓶)、血压表、绷带、宽胶布等。

【操作步骤】

1. 认真检查双气囊有无漏气和充气后有无偏移,通向双气囊和胃腔的管道是否通畅。远端45 cm、60 cm、65 cm处管外有记号,标明管外端至贲门、胃、幽门的距离,以判断气囊所在位置。

2. 检查合格后抽尽双囊内气体,将三腔管之前端及气囊表面涂以液体石蜡,从患者鼻腔到达咽部时嘱患者吞咽配合，使三腔管顺利进入65 cm标记处。

3. 用注射器先向胃气囊注入空气250～300 mL，（囊内压5.33～6.67 kPa，即40～50 mmHg），使胃气囊充气，即用止血钳将此管腔钳住。然后将三腔管向外牵引，感觉有中等弹性阻力时，表示胃气囊已压于胃底部，适度拉紧三腔管，系上牵引绳，再以0.5 kg重沙袋（或盐水瓶）通过滑车固定于床头架上牵引，以达到充分压迫的目的。

4. 经观察仍未能压迫止血者，再向食管囊内注入空气100～200 mL，（囊内压4～5.33 kPa，即30～40 mmHg），然后钳住此管腔，以直接压迫食管下段的扩张静脉。

【注意事项】

1. 首次胃囊充气压迫可持续24小时，24小时后必须减压15～30分钟。减压前先服液体石蜡20 mL，10分钟后，将管向内略送入，使气囊与胃底黏膜分离，然后，去除止血钳，让气囊逐渐缓慢自行放气，抽吸胃管观察是否有活动出血，一旦发现活动出血，立即再行充气压迫。如无活动出血，30分钟后仍需再度充气压迫12小时，再喝液体石蜡、放气减压，留管观察24小时，如无出血，即可拔管。拔管前必须先喝液体石蜡20 mL，以防胃黏膜与气囊粘连，并将气囊内气体抽净，然后才能缓缓拔出。食管气囊压迫持续时间以8~12小时为妥，放气15~30分钟。

2. 压迫止血后，应抽吸胃管，观察有无活动出血，并用冰盐水洗胃，以减少氨的吸收和使血管收缩减少出血。通过胃管可注入止血药、制酸剂等，一般不主张注入其他药物。

3. 加强护理，防止窒息的发生，如充气后患者出现呼吸困难，必须及时放气。

4. 防止鼻翼压迫性坏死，最好用牵引装置，鼻孔用棉花等柔软东西垫衬，以免压迫摩擦。

第九节　心包穿刺术

心包穿刺术是从心包腔内抽取积血、积液或向心包腔内注射药物的一项技术。通常使用穿刺针或注射器，有时可通过导管或外科手术进行。心包穿刺可获得液体用于诊断，减轻心包渗液，增加心脏输出，减轻心包填塞，挽救生命。

【适应证】

1. 急性心包积液、积血造成心包填塞者。
2. 需抽取心包积液、积血进行诊断者。
3. 需进行心包腔内药物注射治疗者。

【禁忌证】

对病情不稳定的心包填塞患者进行心包穿刺没有绝对禁忌证。病情稳定但有凝血功能障碍的患者应慎用。小量、局部的积液也是心包穿刺的禁忌证。

【操作前准备】

物品准备：心包穿刺包、18号或20号心包穿刺针各一个、注射器、无菌手套、消毒盘、血管钳、心电监护仪等。

【操作方法与步骤】

1. 体位及穿刺部位。

（1）体位：患者取30°～45°的半卧位，使心脏更靠近前胸壁，也可选择仰卧位。

（2）穿刺部位：最常用的穿刺部位为剑突与左肋弓交角处；其次为左胸第5肋间锁骨中线外，心浊音界内2 cm；胸骨右缘第4肋间可作为备选部位之一。穿刺点可参照心浊音界、心尖搏动、心音、X线胸片心缘标定。目前主张常规行心脏彩超定位，以确定具体穿刺点。如图7-14。

（3）进针方向：进针与正中线呈45°角，与腹壁线呈45°角，针尖朝向患者的左肩。也可选择朝向左锁骨中线、右锁骨中线胸骨切迹，理论上可减少医源性冠状动脉损伤。如图7-15。

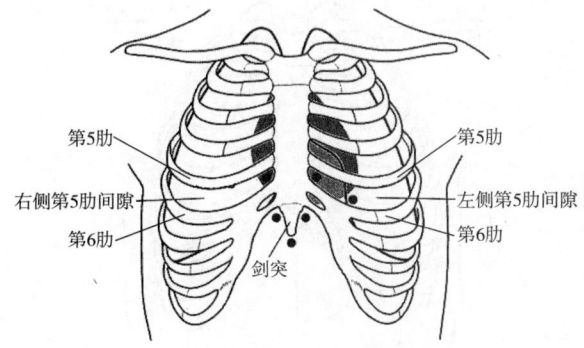

图7-14 心包穿刺进针部位

（4）一般穿刺：常规消毒、铺巾，由穿刺部位进入逐层麻醉。穿刺用注射器以负压沿麻醉方向缓慢进针，如阻力突然消失，则表明已刺入心包腔。能回抽到液体，即停止进针，如针尖有心脏搏动感，示穿刺针已接触心肌，应将针后退少许。助手用血管钳固定针头，术者将50 mL注射器套于针后胶管上，放松胶管上的止血钳，缓慢抽液，如此反复，至达到目的为止。一般首次抽液量不超过500 mL，记录抽出液的性质和量并送检。如需注药，抽液后将已稀释的药液注入。术毕拔针，盖上纱布，胶布固定。

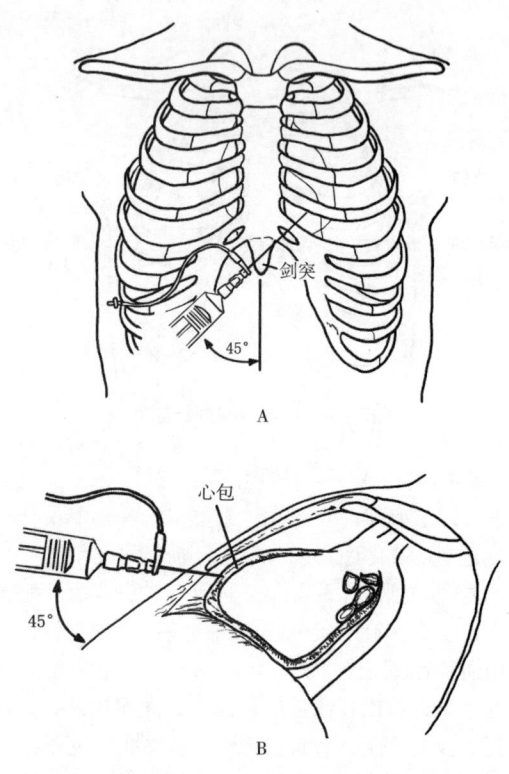

图7-15 心包穿刺进针角度

（5）穿刺置管：即在心包腔放置导管引流心包积液，当医源性或外伤引起的心包积液再次产生时就可采取此方法，而不会因重复穿刺引起并发症。这个技术与中心静脉置管操作相似。单手握住并固定穿刺针，另一只手移去注射器，通过穿刺针插入引导钢丝到心包腔内，推送钢丝，进入大约1/3，移走穿刺针，将引导钢丝留在心包腔内。一只手固定引导钢丝，沿引钢丝推送扩张器到心包腔。若引导钢丝在心脏，则心脏扩张时会导致心包填塞或心脏出血。明确引导钢丝在心包腔而不在心脏是非常必要的。移去扩张器保留引导钢丝在心包腔内，沿引导钢丝送多孔的导管进入心包腔，移去引导钢丝，保留导管。一只手在皮肤上固定导管，与注射器的导管相连抽吸液体。

【注意事项】

1. 严格掌握穿刺指征，严守无菌操作规程，并准备急救药品和器械。

2. 进针宜稳、准、慢速，以免刺伤心肌。

3. 术前对患者做好解释工作，术中、术后应密切观察病情。

4. 抽液要缓慢，一般抽液量不超过500 mL。抽液中，如患者出现面色苍白、气促加剧、头晕、心慌、出汗等情况，应立即终止抽液。

5. 如抽出液为全血且有搏动感,应立即退针。如抽出液为脓血性但放置后不凝固,表示并非来自心脏,可继续抽液。

第八章 重症诊疗技术

第一节 心电监测

心电监测是监护室最基本的床边监测项目,其目的主要是连续测量心率、发现心律失常和心肌缺血。现代监护系统均引入了计算机辅助监测功能,可以对过去一段时间所收集、记录的心电信息进行动态回顾和趋势分析,其功能已经接近传统心电图与动态心电图的质量和准确度。

【使用目的】

对患者生命体征变化进行持续不断的动态监测,及时发现医护人员感觉器官不能判断或来不及判断的危急情况,为临床诊断、治疗和护理提供可靠的依据。

【操作方法与步骤】

1. 监护系统:常用监护系统有五电极和三电极系统,主要由中心监护仪和床边监护仪及电极系统组成。五电极系统由1个胸前电极和4个肢体导联组成,其中胸前电极为棕色,左、右臂分别为黑色和白色,左、右腿分别为红色和绿色;三电极系统由一个正极、一个负极和一个第三电极组成。

2. 监护导联的命名方法：五电极监护系统肢体导联命名方法与常规心电图完全一致，分别为Ⅰ、Ⅱ、Ⅲ、aVR、aVL和aVF；胸前导联为"改良的胸前导联"（MCL），分别命名为MCL1（V1）、MCL2（V2）、MCL5（V5）等。三电极系统监护导联的命名视正、负极放置的位置而定，当正极放置在V5导联位置时，负极放置于以下位置：锁骨下中点（CS）、胸骨柄中点（CM）、后背中点（CB，与右斜方肌重叠）和胸部正中（CC），相应的导联系统分别被命名为CS5、CM5、CB5和CC5导联，床边监护仪常选择Ⅰ导联；当正极放在V1导联位置，负极放在左锁骨下方时，相应的导联系统为MCL1。

3. 操作步骤：

（1）打开监护仪电源开关：确认仪器正常工作后，输入患者相关信息。

（2）放置标准导联：三电极的贴放位置可根据监护系统的具体提示选择。五电极系统肢体导联电极片常贴在肩部和髋部，手臂电极分别贴在左、右锁骨内上方。腿部电极分别贴在双侧肋骨缘与髂棘连线中点的腋前线。胸前电极一般选择V5导联，方法是通过定位胸骨角及其紧邻下方的第2肋间隙，向下数至胸前壁第5肋间隙,再向外侧移至腋前线。

(3)选择监护仪显示的导联:可根据病情的特点选择持续显示的导联。如果重点观察或诊断心律失常和传导异常,必须清楚地显示P波,常选下壁导联(Ⅰ、Ⅱ、aVF)和心前区导联(V1或MCL1);如果监护重点为发现心肌缺血,则选择V5导联或与之相当的改良肢体双极导联。先进的床边监护仪可以同时选择两个或更多的导联,此时最好选择Ⅱ导联和V5导联,可以同时监测心律失常和心肌缺血。

(4)滤波选择:现代床边监护仪有低频和高频两种滤波器处理心电图信号。低频滤波可以消除患者移动和呼吸带来的基线漂移,防止心电图记录从显示屏上消失;高频滤波可以减少电源基线噪声造成的信号变形。先进的监护仪配备了数字信号处理技术,采用多种滤波模式,可使记录到的心电图基线稳定、ST段无扭曲。

(5)增益调节:最适合的增益应能保证最大QRS波群与显示屏大小空间相应。常用的增益有标准增益(10 mm/mV)、半增益(5 mm/mV)和2倍增益(20 mm/mV)。开始心电监护时,监护仪常常自动选择信号增益;如果所使用的监护仪没有自动增益功能,需要根据实际情况予以调节。

(6)报警设置:主要是根据病情监测的需要设

定最快与最慢心率范围,设定对心律失常及ST段的报警等,当患者的心率超出设定范围或出现心律失常时,监护仪会自动发出声音和(或)颜色警报。

【注意事项】

1. 肢体导联电极无论是贴在四肢还是躯干,对心电图信号都影响甚微;胸前导联的位置对ST段移位会产生明显影响,需要准确放置。

2. 在行胸骨切开手术时,可以选择V1导联(胸骨右缘第4肋间隙);当怀疑右心室或下壁缺血或梗死时,可以选择V4R导联(胸骨右侧V4导联位置)。

3. 心率监测与脉率监测相互补充,心率监测有时需要参考脉率监测数据。

4. 患者移动和肌肉抽动、电干扰、起搏心律、监护导联选择不当等可以造成心电图曲线扭曲而影响心电监测的准确性,其中以电干扰最为常见,使用电手术刀、电源性噪声、使用某些医疗器械如碎石机、体外循环时使用液体加热器等均可以产生电干扰。

5. 分析心律失常需要与其他血流动力学监测包括直接动脉血压、肺动脉压(PAP)或中心静脉压(CVP)等的压力曲线结合起来进行,当根据心电图曲线不易识别心律失常时,动脉压和静脉压曲线可以帮助判断心动周期。

6. 应用ST段移位诊断心肌缺血时,应该保证电极放置准确、导联选择正确、滤波器选择恰当、增益调节适当。

7. 高频滤波可能使记录到的ST段扭曲,导致ST段明显抬高或下移,容易造成过度诊断心肌缺血。

8. 计算机辅助ST段监测、自动计算并显示的ST段异常,必须与模拟的心电图波形吻合。

9. 诊断心肌缺血除依赖ST段移位外,需要结合患者的病史、症状和其他辅助检查资料进行综合分析。左心室肥厚、左束支传导阻滞、陈旧性心肌梗死、左心室起搏、预激综合征、二尖瓣脱垂、电解质紊乱和应用洋地黄类药物等可以混淆心肌缺血的心电图,此时需要与基线心电图进行对比,确认是否存在新出现的ST段移位,或与其他血流动力学曲线结合分析。

第二节　有创机械通气

有创机械通气是指通过建立人工气道连接呼吸机,对患者进行呼吸功能支持的治疗手段。有创机械通气可改善肺泡通气,改善氧合,保持肺泡的复张，缓解呼吸肌疲劳等。

【适应证】

1. 严重低氧血症，尤其是充分氧合后患者PaO_2仍小于50 mmHg。

2. 呼吸肌疲劳或呼吸频率、节律严重异常。

3. 经无创通气后病情改善不明显或持续恶化者。

4. 意识障碍，气道保护能力差。

5. 全麻手术。

【禁忌证】

有创机械通气无绝对禁忌证。有下列情况时需慎用。

1. 张力性气胸、纵隔气肿未经引流者、大量胸腔积液未经引流者。

2. 严重肺大泡及肺组织囊肿。

3. 未经控制的大量咯血。

4. 低血容量性休克未补充足量血容量者。

5. 气管-食管瘘。

【操作步骤】

1. 呼吸机连接电源、氧源、呼吸管路和模拟肺，开机。

2. 模式选择：

（1）容量预设型通气和压力预设型通气：前者

包括容量控制通气、容量辅助-控制通气、间歇指令通气、同步间歇指令通气等模式，后者包括压力控制通气、压力辅助-控制通气、压力控制-同步间歇指令通气、压力支持通气等模式。

（2）控制通气和辅助通气。

3. 参数设置：

（1）潮气量目标为5~15 mL/kg理想体重，小潮气量通气可降低呼吸机相关肺损伤的风险。

（2）呼吸频率每分钟15~25次，并使每分通气量达到7~10 L。预设分钟通气量时需考虑患者的通气需要和$PaCO_2$水平。

（3）吸呼比（I∶E）：正常情况下，呼气时间应比吸气时间长，通常设置为1∶（1.5~2.5）。

（4）吸气流速：容量预设型通气模式需设置吸气流速，一般成人设置为40~100 L/min，婴儿为4~10 L/min。

（5）吸入氧浓度：开始机械通气时FiO_2应设定为1.0，然后根据血气及脉搏氧饱和度仪监测结果调整FiO_2。

（6）呼气末正压（PEEP）：适当水平的PEEP可增加功能残气量，减少肺内分流，并改善肺顺应性，由于急性呼吸衰竭时肺容积减少，因此多数患者开始机械通气时应给予一定的PEEP，至少

5 cmH$_2$O。

（7）确定报警限值：参照不同呼吸机说明书进行设置。气道压力一般设置在正压通气峰压上5~10 cmH$_2$O。

（8）温化及湿化：一般湿化器的温度应调整至34~36 ℃。

（9）调节同步触发灵敏度：对于需要触发呼吸的患者，一般将触发灵敏度设置在2 cmH$_2$O或2 L/min。

4. 连接患者：

设置好参数后，接模拟肺进行2~3个呼吸周期，检测正常后连接患者，开始机械通气。

【注意事项】

1. 使用呼吸机期间应严密观察患者的生命体征变化，加强气道管理，保持气道通畅，定期做血气分析，并根据其结果调整呼吸机参数。

2. 根据不同疾病、不同病程来选择机械通气的模式和呼吸参数，并随病情变化及时调整。

3. 防止机械通气并发症，如呼吸机相关性肺损伤、循环障碍、氧中毒、低血压与休克、心律失常、肺不张、喉及气管损伤等。

4. 患者翻身的时候，应妥善固定好人工气道，防止因气道牵拉造成气管插管或套管的脱出。

5. 注意保持管道集水杯在管道最低位置,及时倾倒集水杯和管道内的冷凝水;及时添加湿化罐内的蒸馏水,使之保持在所需的刻度处。

【呼吸机撤离】

1. 脱机条件的评估:

(1)导致呼吸功能衰竭和机械通气的原发病缓解。

(2)充分的气体交换,包括充分氧合(PEEP<8 cmH$_2$O,且FiO$_2$<50%时,PaO$_2$>60 mmHg)和足够的通气(pH≥7.25)。

(3)患者血流动力学稳定,没有活动性心肌缺血的证据,且不需要大剂量血管活性药物支持。

(4)患者有自主呼吸。

2. 机械撤离步骤:

(1)在自主呼吸模式下评估。

(2)SBT(自主呼吸试验)耐受时间为30~120分钟,应考虑永久撤离机械通气。

(3)根据患者气道开放情况及患者气道保护能力拔除人工气道。

第三节 呼吸机参数的调节

呼吸及其他系统的重症患者均需呼吸功能监

测。其对分析危重患者的病情变化、决定治疗方案及指导抢救具有重要意义。常用监测指标如下。

1. 通气功能指标。

(1) 潮气量 (VT): 指在平静呼吸或机械呼吸时,每次吸入或呼出的气体容积。正常成人为 10 mL/kg,平均400~500 mL。下降多表明通气不足,见于呼吸中枢抑制、呼吸运动受限、气道阻塞和肺实质病变。增加可导致通气过度,见于发热、酸中毒、甲亢危象等。潮气量与呼吸频率共同决定了每分钟通气量,当每分钟通气量一定时,如果呼吸浅促、潮气量变小、肺内无效腔增大,气体的弥散将受影响。

(2) 每分钟通气量:指平静状态下每分钟呼出或吸入的气体总量,即潮气量与呼吸频率的乘积。正常值男性为6~8 L/min,女性为5~6 L/min。每分钟通气量小于4 L说明通气不足,可导致低氧血症、二氧化碳潴留。大于10 L/min说明通气过度。

(3) 无效腔/潮气量 (VD/VT)。潮气量中吸入的气体并不完全参与气体交换。由于呼吸系统中气管、支气管等空腔无肺泡,或由于生理或病理原因导致肺内部分肺泡无血液灌流,这些空腔内的气体不参与气体交换,称为生理无效腔 (VD)。无效腔越大,气体交换就越不完全。VD/VT的正常值为

0.3左右。它反映了通气效率。升高说明无效通气增加或潮气量减少。肺栓塞、肺大泡、肺炎、休克、心衰均可使无效腔增加。当比值大于0.7时,说明肺部疾患已相当严重,预后不良。

(4)动脉血二氧化碳分压($PaCO_2$):正常值为$35\sim45$ mmHg。由于二氧化碳的弥散速度快,不受肺泡血液屏障的影响,故$PaCO_2$的值仅受通气的影响,是反映通气状态的可靠指标。$PaCO_2$升高,说明二氧化碳潴留,通气不足;$PaCO_2$下降,说明通气过度。

2. 肺组织弥散功能指标。

(1)肺泡-动脉血氧分压差[$P(A-a)O_2$]:此值因吸氧浓度不同而不同。吸入空气时正常值小于10 mmHg,吸入纯氧时此值为$35\sim50$ mmHg。该指标是反映氧气交换率的重要指标,在吸氧浓度不变时,$P(A-a)O_2$的变化反映了肺部病变的演变。在低氧血症时,如果$P(A-a)O_2$正常,表明通气量不足;如果$P(A-a)O_2$值增高,则说明存在肺内分流或V/Q比率失调。吸入纯氧可消除V/Q比率的影响,此时的$P(A-a)O_2$值代表了肺内分流的程度。

(2)肺内分流(QS/QT):指流经肺泡未经换气的血流量在总的循环血量中的比例,正常值为$0.1\%\sim8.4\%$。肺内分流的主要原因有先天性心脏病右向左分流、肺动静脉瘘、肺不张、支气管扩张、肺水肿、肺部感染、心衰、肺泡实变等。

3. 肺机械特性监测。

（1）最大吸气压力与最大呼气压力：即呼吸肌收缩所能产生的最大吸气压力和最大呼气压力，此两项指标反映了呼吸肌的贮备能力，用来评价患者是否能脱离呼吸机及咳嗽的能力。当最大吸气压力小于30 mmHg时，表明呼吸肌无力，不能脱机；当最大呼气压力小于145 mmHg时，提示患者咳嗽无力，易发生呼吸道痰液阻塞。

（2）第一秒用力呼气量（FEV1）：FEV1指记录肺活量时，第一秒内所能呼出的最大气量。FEV1占用力肺活量百分率正常值>83%。FEV1与气管口径及通畅性有关，FEV1减少反映了阻塞性气道障碍，如果FEV1占用力肺活量百分率<50%，提示严重气道阻塞。

4. 缺氧监测指标。

（1）动脉血氧分压PaO_2：正常值为95～100 mmHg，直接由血气分析测得。低于正常值时，即为低氧血症。

（2）动脉血氧饱和度SaO_2：正常值为92%～98%，低氧血症时，SaO_2会降低。PaO_2与SaO_2两项指标都是反映血液中氧含量是否正常的综合指标，均受肺通气、气体交换及血液理化性质的变化的影响。

（3）混合静脉血氧分压（$PVaO_2$）、混合静脉血氧含量（$CVaO_2$）：此两项指标由右心导管从肺动脉中取血样用血气分析仪测定，反映了组织摄取氧气的能力。如此指标低于正常，则表示组织缺氧。

第四节 中心静脉穿刺置管术

【适应证】
1. 需要建立快速补液通路进行容量复苏。
2. 需要输注刺激性、腐蚀性或高渗性药液。
3. 需要进行持续血流动力学监测。
4. 需要多腔同时输注几种不相容药物。

【禁忌证】
1. 穿刺部位感染或血栓形成。
2. 由于骨折、畸形、肥胖、先前的导管插入、手术或外伤引起的解剖上的体表标志发生变形都是相对禁忌证。
3. 出血风险较高者尽量避免选择锁骨下静脉入路。

【操作前准备】

1. 物品准备：中心静脉穿刺包（根据需要可选择单腔、双腔、三腔深静脉导管）、利多卡因、碘伏、无菌巾、隔离衣、肝素生理盐水、注射器、敷料等。

2. 体位准备：

（1）颈内静脉入路：患者仰卧，头低位，右肩部垫起，头后仰使颈部充分伸展，面部转向对侧。

（2）锁骨下静脉入路：患者仰卧，头低位，在两肩胛之间放置一小枕，使双肩下垂，面部转向对侧。

（3）股静脉入路：患者仰卧，膝关节微屈，髋关节伸直并稍外展外旋。

【操作步骤】

目前多采用Seldinger法穿刺置管。

（一）颈内静脉穿刺置管

1. 穿刺点及进针角度：

（1）前路：胸锁乳突肌的胸骨头和锁骨头及锁骨形成三角，在三角的顶点上以30°~60°角进针。此点在颈动脉搏动点外侧，直接在此点向同侧的乳头方向进针。

（2）中路：穿刺部位在胸锁乳突肌的胸骨头前界、颈动脉的外侧，以45°~60°角进入皮肤，向同侧的乳头方向进针。

（3）后路：从胸锁乳突肌的后缘、锁骨到乳突的连线的1/3处进针，另一选择是从颈外静脉与胸锁乳突肌外侧缘交点进针，以与皮肤呈30°~45°角进针到肌肉下穿向胸骨颈静脉切迹。

2. 麻醉及进针：常规消毒、铺巾，用5 mL注射器吸取利多卡因先行探针定位。根据上述选择穿刺点，与皮肤呈30°~60°角进针，逐层麻醉，并维持负压抽血，有血液涌入说明针尖在静脉内，注意皮肤位置、进针角度与深度，移走探针，换为穿刺针。负压进针以防止注射器内芯被推回，进针到静脉。如果在皮肤内3~5 cm还没有定位静脉则停止进针。缓慢回抽针而继续抽吸。血液流入注射器则握稳穿刺针。如果血液鲜红并且或血液回推注射器内芯，或血液从穿刺针管喷出，说明穿入了颈动脉，此时移走注射器。

3. 送入导丝及导管。手握导丝和护套，向前移动护套使导丝进入护套管腔内，再插入穿刺针中。从穿刺针中进导丝入静脉中，不要用力进导丝。前进导丝5~10 cm，回抽穿刺针和护套。使用扩张器扩张皮肤，然后沿导丝置入导管，导管到位后移走导丝，连接注射器吸取血液以证明导管位于静脉内。冲洗管腔，固定导管。

(二)锁骨下静脉穿刺置管

1. 穿刺点及进针角度:

(1)锁骨下路:最佳的穿刺部位是锁骨的中外1/3交界处,锁骨下静脉位于此部位后面。进针到锁骨上切迹的后上方,尽量接近额平面,注射器和针要平行于床。

(2)锁骨上路:皮肤进针点在胸锁乳突肌的锁骨头外侧缘,锁骨上约1 cm。穿刺针应对分锁骨和胸锁乳突肌外侧缘形成的夹角。进针后向对侧乳头或胸骨颈静脉切迹后上方走行。针的斜面向内侧定位。成人的锁骨下静脉应进入2~3 cm,导管插入的长度要比锁骨下路短。

2. 麻醉、进针及导管置入:基本同颈内静脉穿刺置管。

(三)股静脉穿刺置管

1. 穿刺点及进针角度:穿刺针应在腹股沟韧带下2~4 cm和股动脉搏动内侧1 cm处的皮肤进入。穿刺针以45°~60°角穿入皮肤并平行于大腿的长轴前进,在小而瘦的患者有必要用更小的角度进针。

2. 麻醉、进针及导管置入:基本同颈内静脉穿刺置管。

【注意事项】

1. 必须严格无菌操作,以防感染。

2. 如抽出鲜红色血液表示误入动脉，应立即拔出，压迫穿刺点5分钟。

3. 尽量避免反复穿刺，一般穿刺3次不成功应停止继续操作。

4. 穿刺后妥善压迫止血，防止局部血栓形成。

第五节 动脉穿刺及置管术

【适应证】

1. 动脉血气采样：测定动脉血液中的CO_2、O_2含量和酸碱情况，或碳氧血红蛋白和高铁血红蛋白水平。

2. 留置套管：持续监测患者动脉血压，或需对患者行频繁的动脉血气采样。

【禁忌证】

1. 穿刺部位感染。

2. 无法触及动脉搏动，则严禁对此部位进行盲目的动脉穿刺。

3. 存在凝血功能障碍或正在接受溶栓治疗。

【操作前准备】

1. 物品准备：动脉穿刺针、无菌手套、利多卡因、注射器、碘伏、医用胶布等。

2. 患者准备：

(1)告知患者治疗目的、风险和收益,取得患者配合。

(2)检查尺动脉侧支循环情况,Allen测试阴性者,可行桡动脉置管。

【操作步骤】

1. 穿刺部位选择:常见的穿刺部位分别为桡动脉、股动脉、肱动脉等。

2. 充分暴露穿刺动脉表面的皮肤,消毒后皮下注射利多卡因。

3. 动脉穿刺取样:左手触诊确认动脉搏动点,右手持肝素化的注射器,回抽内芯使注射器吸入1~3 mL空气以利于动脉血的抽吸,于搏动点上以30°~45°方向插入,动脉血会自动充满注射器而无须回抽内芯。动脉血采集完毕后抽出针头,按压5~10分钟。

4. 套管置入术:如前所述进针至动脉内后,再向前进针1~2 mm,确保套管头也进入动脉管腔,固定针座,继续向动脉管腔插入套管直到套管抵住皮肤,移除针头后可见动脉血从套管座搏出,表明套管已位于动脉管腔内,固定套管。将外套管连接测压装置,将压力传感器置于无菌治疗巾中防止感染。

【注意事项】

1. 轻柔操作,预防局部出血和血管损伤。

2. 预防和及时发现远端肢体缺血:密切观察穿刺远端肢体的颜色和温度,若出现肤色苍白、发凉及有疼痛感,应及时拔管。

3. 为减少出血,应在穿刺和套管移除后在穿刺皮肤处压迫至少3分钟,股动脉处则压迫5~10分钟,并用宽胶布加压覆盖。

4. 行桡动脉穿刺前,必须先进行Allen测试以评估手的侧支循环是否充足,阳性者禁止行桡动脉置管。

第六节 临时心脏起搏

临时心脏起搏是指心脏起搏器的应用时间在2周以内(最长4周),直至患者的心动过缓恢复正常或可能引起心动过缓的原因已经消除,4周以后若心律已恢复正常则可以终止起搏器的应用,若仍不能恢复正常则应行永久性心脏起搏。

【适应证】

(1)治疗性起搏:各种心脏因素及全身因素所致的房室传导阻滞、窦性心动过缓伴血流动力学不稳定、窦性停搏伴发阿-斯综合征或近乎晕厥者。

(2)预防性起搏:用于心律不稳定患者在安置永久性心脏起搏器或更换起搏器时,严重心律失常患者拟接受大手术或全身麻醉时。

【起搏方法及起搏器安置方法】

1. 经食管电极起搏:应用特制食管"丸状"电极,经鼻或口腔进入食管相当于左心房部位(距门齿35~40 cm,食管导联P波呈双向,振幅较大),一般起搏脉宽为1.5~5毫秒,起搏电压在15~45 V。食管起搏同时也被用于终止室上性心动过速和心房扑动,以及儿童心律失常的诊断。

2. 经心肌起搏。

(1)经胸壁心肌起搏:电极为特制针灸针,针体涂漆绝缘,针尖裸露2~3 mm,皮肤消毒后,从胸骨左缘第4~5肋间穿刺入心肌,然后将起搏器负极导线与之连接。于心底部皮肤下插一针,接正极导线。起搏电压3~6 V,频率70次/min。

(2)经胸壁心腔穿刺起搏:用特制带套管穿刺针,于第4肋间,胸骨左缘1~2 cm处,经胸壁心壁刺入右心室腔,回抽有血,拔出穿刺针,将导管电极经套管置入心腔,接触心内膜,最后拔出套管,将导管电极接起搏器。脉冲电压5 V,脉宽1.2+0.2毫秒。

(3)心外膜起搏:心外起搏电极的放置需要开

胸手术，电极为细银丝状，术者自行将前端略做轻度螺旋状，穿缝在心肌内，尾端留在胸部切口外用于体外临时起搏，终止起搏后将导线拔出即可。

（4）经皮体外起搏：无创性胸壁起搏，电极为板状，直径多在13～16 cm。阴极放置在心前区（V3～V5），阳极放置在左肩胛下角与脊柱之间，不可覆盖脊柱。起搏脉冲宽度为40毫秒。电流由小开始，逐渐增大，直至心室夺获，控制室搏，实际应用时还应上调10%，以利于安全有效地起搏。起搏前应将起搏器接好地线，以策安全。此法操作简单方便，无创伤，无须消毒和使用X线，起效迅速，对于某些无法实施经静脉起搏的情况，如院前急救、存在相对禁忌证（如急性心肌梗死进行溶栓治疗），经皮体外起搏是非常有优势的，但如需要持续起搏，还是应选用经静脉起搏方法。

（5）经静脉起搏：经由颈内静脉或锁骨下静脉建立静脉通路之后，起搏导线先进入到中央静脉循环，然后利用透视技术或者心电图指导定位在右心。使用心电图指导定位电极时，患者需要连接心电图机的肢体导联，球囊起搏导管的远端（负极）电极通过鳄鱼夹或特殊适配器连接到心电图的V1导联。这样V1导联就可以连续地监控一个单极腔内的电流图。所记录的心电图的形态可提示导管末端的位置。球囊在上腔静脉内充气，一边前进一边观察心电图。导管的前端到达右心室后，气囊放气并将导管推进到右心室心尖部。因电流损伤导致心电图上ST段抬高，表明导管尖端与心室心内膜接触良好。起搏器设置为非同步模式（VOO），心室率设定为超过患者的固有心室率10~20次/min，心室起搏的阈值电流设定为5~10 mA，最后接通起搏器。满意的心室起搏可以看到紧跟起搏器去极化产生的ST段压低与T波倒置增宽。随着右心室起搏，体表心电图上往往表现为左束支传导阻滞。

【注意事项】

1. 许多患者，尤其是急性心肌梗死后的患者，在右室放置一个起搏导联会促进心室异位节律和偶发长时间的室性心律失常。这些常常在停止导联的操作后解除，偶尔需要撤除或重置导联线。

2. 起搏患者的病理改变不同，其起搏阈值也不同。起搏阈值也可受药物治疗的影响。应该记录起始阈值，此后，由专业人员至少每天一次进行检查并记录。

3. 注意穿刺部位的清洁，一般不需要常规使用抗生素，如出现提示感染的任何体征，则均需要更换导联线。

第七节 纤维支气管镜检查与治疗

【适应证】

1. 诊断性应用:

(1) 原因不明的咯血或痰中带血。

(2) 原因不明的咳嗽,难以用吸烟或气管炎解释,或原有的咳嗽在质上发生了变化,特别是中老年人。

(3) 支气管阻塞,表现为局限性肺气肿、局限性干性啰音或哮鸣音,以及阻塞性肺炎或肺不张等。

(4) 临床表现或X线检查疑为肺癌者。

(5) 痰细胞学检查阳性,肺内未找到病变者。

(6) 原因不明的喉返神经麻痹或膈神经麻痹。

(7) 诊断不明的支气管、肺部疾病或弥漫性肺部疾病诊断困难,需经纤支镜检查,做支气管肺活检、刷检或冲洗等,进行细胞学及细菌学检查者。

(8) 难以解释的痰中找到结核抗酸杆菌或肺结核并发肺癌。

(9) 协助选择性支气管造影。

2. 治疗性应用:

(1) 引导气管插管。

（2）清除气道深部的异物及分泌物。

【禁忌证】

1. 一般情况极差，体质十分虚弱者。

2. 严重心肺功能不全、严重心律失常、频发心绞痛者。

3. 凝血功能严重障碍致无法控制的出血倾向者。

4. 主动脉瘤有破裂危险者。

【操作前准备】

1. 物品准备：纤支镜级光源、吸引器、利多卡因、镇静药物、雾化吸入器、氧气装置、肾上腺素、无菌治疗包、液体石蜡、无菌手套、无菌生理盐水、医用酒精等。

2. 患者准备：

（1）了解患者病史，检查患者有无严重颈椎、胸椎、鼻腔病变，详细阅读患者胸片、CT等。

（2）检查前禁食4小时以上，并详细告知患者操作目的和大致经过、配合方法等。

（3）检查前半小时可皮下注射阿托品0.5 mg，静推丙泊酚，必要时肌注哌替啶50 mg。

（4）检查前麻醉：取出义齿，以2%的利多卡因喷雾做局部麻醉，当镜身经过气管后滴入2~5 mL。

【操作步骤】

1. 患者体位：目多采用仰卧位，如患者有呼吸困难或颈、胸部、脊柱畸形等情况不能平卧可采取坐位，操作前予吸氧、心电监护。

2. 纤支镜入路：可经鼻、口腔、气管套管或气管切开处进入。

3. 检查顺序：检查者左手握纤支镜的操纵部，右手将镜前端送入鼻腔，此时边插入镜体边调节角度调节钮，使镜端沿咽后壁进入喉部。窥见会厌与声门后，观察声带活动情况。在充分气管麻醉后，经声门将纤支镜送入气管，在徐徐送镜时注意观察气管黏膜及软骨环情况，直至隆突，观察其是否锐利、增宽，并观察其活动情况（如图8-1）。确认两侧主支气管管口后，一般先检查健侧后检查患侧，病灶不明确时先检查右侧后检查左侧，自上而下依次检查各叶、段支气管，注意黏膜外观、通畅情况、有无狭窄及堵塞、有无肿物及分泌物等（如图8-2）。健侧支气管检查完毕后将镜退回到气管分叉（隆突）处，再依次检查患侧各支，如发现病变根据情况决定做刷检或钳检。在纤支镜检查时，应始终保持视野位于支气管管腔中央，避免碰撞管壁，以免刺激管壁引起支气管痉挛，或造成黏膜损伤，检查过程中充分吸引气道分泌物。

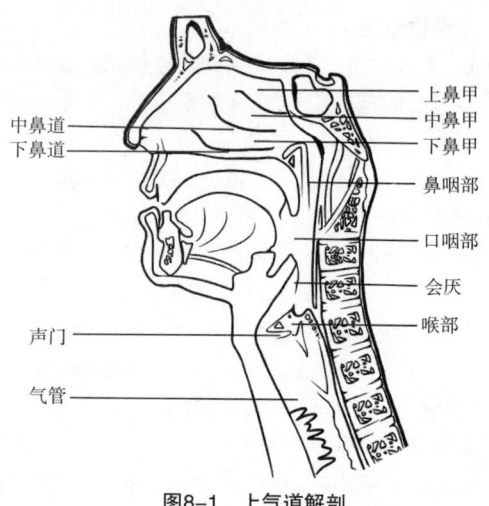

图8-1 上气道解剖

4. 标本采集:在纤支镜检查过程中,管腔病变虽有一定特征可用肉眼观察,但为了进一步明确诊断,还有赖于取得组织学、细胞学或细菌学的证据。可按肉眼所观察到的病变情况,利用不同的器械采集标本。常用的方法如下。

(1)钳检:对有苔的病变,应先将苔吸出或钳出,暴露病变后,活检钳深入肿物中间或基部钳取为好。在肿物不同部位钳取3~4块。若活检前病灶有渗血或钳检后出血过多,可局部滴入1:10 000肾

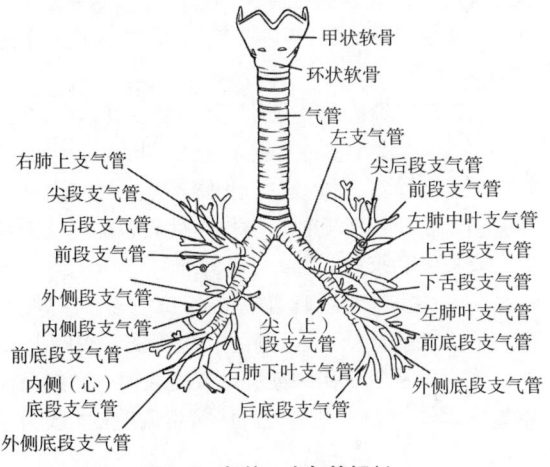

图8-2 气管、支气管解剖

上腺素止血。

（2）刷检：细胞刷刷检常在钳检后进行，分标准刷检和保护性套管刷检两种。前者一般在直视下，将细胞刷缓慢插入病变部位，刷擦数次后将其退至纤支镜末端内与纤支镜一起拔出，立即涂片2~3张送检。此法操作简单，对于镜下可见肿物，刷检阳性率一般低于钳检，但对于管壁浸润型肿物，钳检不能定位，而刷擦时刷子与肿物接触面积大获得的细胞阳性率高。为避免或减少上呼吸道细菌污染，可采用保护性套管细胞刷，包括单套管、双套管、加塞或不加塞毛刷等方法。主要用于下呼吸道细菌学检查。

（3）针吸活检：指用特制穿刺吸针，在CT引导下经纤支镜对纵隔肿大淋巴结穿刺活检或经支气管针吸肺活检，对周边行肿物穿刺获取细胞学标本。对于鉴别纵隔肺门区淋巴结性质、肺癌诊断及分期有重要临床意义。

（4）经支气管肺活检（TBLB）：对弥漫性（间质）肺病变或周边型肿块取活组织，用活检钳穿过支气管达到肺组织或肿块部位，钳取活组织标本做病理学检查，周边型肿块常常需要在X线引导下进行。

（5）支气管肺泡灌洗：是指通过支气管镜向支气管肺泡内注入生理盐水并进行抽吸，收集肺泡表面液体（诊断性）并清除充填于肺泡内的物质（治疗性），进行炎症与免疫细胞及可溶性物质的检查，从而达到明确诊断和治疗目的的技术。主要适用于肺部感染，特别是免疫受损患者肺部机会性感染的病原体诊断，以及肺部不明原因阴影、疑似肺部感染或需与其他疾病鉴别者。

【注意事项】

1. 检查后一般在2小时之后才可进食、饮水，以免因咽喉仍处于麻醉状态而导致误吸。

2. 检查后应密切观察患者生命体征变化，特别是呼吸状态。一旦出现并发症，及时处理。

第八节 血液滤过

血液滤过（hemofiltration，HF）是使用净化装置通过体外循环模仿正常人的肾小球滤过和肾小管的重新吸收及排泌功能，以对流方式清除体内过多的水分和毒素的一种血液净化的治疗技术。与血液透析相比，血液滤过对血流动力学影响更小。

【适应证】

1. 各种急、慢性肾功能衰竭。
2. 顽固性高血压。
3. 药物难以纠正的严重酸中毒：pH<7.0。
4. 药物难以纠正的严重电解质紊乱：血钾>6.5 mmol/L，血钠>155 mmol/L或<120 mmol/L。
5. 尿毒症性脑病、心包炎。
6. 利尿剂下难以控制的容量负荷过重或容量控制不佳。
7. 可经透析治疗的药物及毒物中毒。
8. 肝性脑病、肝肾综合征。
9. 心血管功能不稳定、多器官功能衰竭、重症感染等危重症。

【禁忌证】

HF无绝对禁忌证,但出现下列情况时需要特别谨慎。

1. 药物难以纠正的严重休克。
2. 穿刺部位感染导致无法建立有效的血管通路。
3. 严重的凝血功能障碍。
4. 精神障碍不能配合血液净化治疗。

【操作前准备】

1. 血管通路准备:绝大多数急性肾损伤(AKI)选择临时放置中心静脉通路完成HF。多选用股静脉或颈内静脉通路双腔深静脉血滤管,置管方法及注意事项参见本章第四节相关内容。

2. 物品准备:血滤机、滤器、置换液、抗凝剂等。

【治疗方式】

前稀释置换法(置换液在滤器之前输入)、后稀释置换法(置换液在滤器之后输入)、混合稀释法(置换液在滤器前后均输入)。

【治疗处方】

通常每组HF治疗4小时,建议血流量>250 mL/min。

前稀释置换法：优点是血流阻力小，滤过率稳定。缺点是清除效率低，置换液需求量大。置换量至少40 L。若患者使用无肝素配方，建议使用本法。

后稀释置换法：优点是清除效率高，需要置换液量少。缺点是容易导致滤器凝血。一般推荐置换量为20～30 L。有高凝倾向者不建议选择本法。

混合稀释法：兼顾前稀释置换法和后稀释置换法的优点，清除效率高，不易堵塞滤器。置换量至少40 L。

【抗凝】

1. HF前患者凝血状态的评估：

（1）有无血友病等遗传性出血性疾病。

（2）是否正在使用抗血小板及抗凝药物。

（3）既往是否存在肝硬化、消化道溃疡等高出血风险疾病。

（4）近期是否有外科大手术及颅内出血病变。

（5）既往是否有静脉血栓、心梗、脑血栓等血管栓塞性疾病。

（6）是否长期卧床。

（7）是否伴有血管内皮损伤的疾病。

（8）患者目前的凝血功能检测。

2. 抗凝剂的使用禁忌证：

（1）肝素及低分子肝素：①既往有肝素或低分子肝素过敏史。②既往曾发生过肝素诱发性血小板减少症。③合并明显出血倾向。

（2）枸橼酸钠：①严重肝功能障碍。②代谢性碱中毒或严重高钠血症。③低氧血症或组织灌注不足。

3. 抗凝方案的选择：

（1）普通肝素：一般首剂量0.3~0.5 mg/kg，追加剂量5~10 mg/h，持续静脉输注，血液滤过结束前30~60分钟停止追加。

（2）低分子肝素：一般剂量为60~80 U/kg，在治疗前20~30分钟静脉注射，无须追加剂量。

（3）枸橼酸钠：4%的枸橼酸钠200~220 mL/h滤器前持续泵入，控制滤器后的游离钙离子浓度为0.2~0.4 mmol/L；在静脉端给予0.056 mmol/L氯化钙生理盐水40 mL/h，控制体内游离钙离子浓度1.0~1.35 mmol/L，直至治疗结束。

4. 抗凝的监测：根据选择的抗凝方案，每2~4小时监测患者凝血功能、滤器后及体内游离钙离子浓度。

【血滤器选择】

使用高通量透析器或滤器。

【置换液】

1. 置换液的组成：置换液必须无菌、无致热原。置换液的成分应与细胞外液一致，做到可调节钠、钙、碳酸氢盐。

常用置换液配方：钠 $135 \sim 145\,mmol/L$，钾 $2.0 \sim 3.0\,mmol/L$，钙 $1.25 \sim 1.75\,mmol/L$，镁 $0.5 \sim 0.75\,mmol/L$，氯 $103 \sim 110\,mmol/L$，碳酸氢盐 $30 \sim 34\,mmol/L$。

2. 置换液配制：配制过程必须遵循无菌、无致热原原则。常用配制方式为直接选用透析液成药或使用静脉制剂配制。后者可根据患者具体情况进行调整，但配制复杂，成本较高。

【上机前准备】

1. 物品准备：治疗车、无菌治疗巾、消毒物品、一次性手套、血液滤过管路、补液装置、穿刺针、生理盐水、一次性冲洗管、透析液等。

2. 开机自检：

（1）检查血透机电源连接是否正常。

（2）打开机器电源总开关。

（3）按要求进行机器自检。

3. 安装滤器和管路：

（1）检查管路及滤器有无破损，包装是否完好，是否在有效期内。

（2）查看滤器的型号。

（3）按照体外循环的血流方向依次安装管路。

（4）按照置换液流向顺序安装置换液连接管。

4. 预冲管路：

（1）静脉端向上安装血液滤器，滤出液口放置在滤器上方。

（2）启动血泵（80~100 mL/min），按照动脉端—透析器—静脉端的顺序使用生理盐水排净管路和滤器内气体，不得逆向操作。

（3）预冲完毕后根据医嘱设置治疗参数。

【上机操作】

1. 血管通路准备。

（1）准备治疗车和消毒用具。

（2）将无菌治疗巾置于导管下，消毒导管和导管夹。

（3）确认导管夹处于夹闭状态，取下导管肝素帽，消毒导管接头。

（4）回抽导管内封管肝素，约回抽2 mL，检查确认导管回抽顺畅，无血凝块形成。

（5）根据医嘱从导管静脉端推注首剂量肝素，连接体外循环。

2. 血滤过程中的监测：

（1）体外循环建立后，立即监测并记录患者的血压、心率，询问并记录患者是否有不适症状。

（2）根据医嘱双人查对治疗参数。

（3）血滤过程中每小时监测并记录患者血压、心率变化，必要时持续心监。

（4）血滤过程中每2~4小时复查凝血、血气、滤器后及体内游离钙浓度。

3. 回血下机：

（1）调整血流量至50~100 mL/min。

（2）打开动脉端预冲侧管，用生理盐水将残留在动脉侧管内的血液回输到动脉壶。

（3）关闭血泵，靠重力将动脉侧管近心侧的血液回输入患者体内，然后夹闭动脉管路夹子。

（4）打开血泵，用生理盐水全程回血，当生理盐水回输至静脉壶、安全夹关闭后停止回血，并夹闭静脉管路夹子。

（5）断开管路与动静脉端的连接，使用肝素封管后，接肝素帽旋紧。

（6）整理物品，记录患者生命体征，结束操作。

【注意事项】

1. 及时识别和处理并发症，如感染、出血、血栓、空气栓塞、低体温等。

2. 动态监测，及时调整治疗参数，避免出现血容量剧烈波动或严重酸碱失衡或电解质紊乱。

3. 注意体外循环管路的压力变化情况,及时发现管路或滤器凝血,及时更换。

第九节 中心静脉压监测

中心静脉压(CVP)是指腔静脉与右心房交界处的压力,是反应右心前负荷的指标,其与血容量、右心功能、静脉张力密切相关。正常值为 $5 \sim 12 \ cmH_2O$。

【适应证】

1. 需要大量快速输血、输液者。
2. 严重循环功能衰竭。
3. 休克类型不明,需要协助判断者。

【禁忌证】

同中心静脉穿刺置管术。参见本章第四节。

【操作前准备】

血管通路准备:首选颈内静脉或锁骨下静脉通路,尽量避免股静脉通路。

【操作方法及步骤】

1. 换能器测压:连接换能器至心电监护仪上,将换能器的零点位置处于患者第4肋间水平。校零后旋转三通开关,即可在监护仪上连续记录静脉压并描记静脉压力波形。

2. 水压力计测压：在中心静脉导管主管连接三通开关，三通另两个通道分别连接静脉输液系统并连接水压力计，压力计零点位置处于患者第4肋间水平。旋紧三通开关患者端，从侧管输注液体，当主管内液体充盈高过压力计时，关闭侧管，打开主管三通，当水柱不再下降时，记录水柱刻度，即为中心静脉压。

【注意事项】

1. 正确调节零点，一般均以右心房中部水平线作为标准零点，平卧位时约相当于第4肋间水平。
2. 注意胸膜腔内压力对CVP测量值的影响，如患者肥胖、胸腔积液、咳嗽、屏气、机械通气均可通过影响胸膜内压而影响测量数值。
3. 保持管道通畅、无空气。

第十节 肺动脉漂浮导管监测

肺动脉漂浮导管（也称Swan-Ganz导管）监测是指将Swan-Ganz导管经静脉穿刺，沿腔静脉通过右心房、右心室、肺动脉主干或左右肺动脉分支，到达肺小动脉，通过监测前负荷、后负荷、心排出量等指标，监测危重患者血流动力学和心功能，为临床决策提供指导。

【适应证】

1. 复杂性心肌梗死。
2. 呼吸窘迫情况的评估。
3. 难治性休克的评估与监测。
4. 心脏外科围术期的监测。
5. 危重症患者补液需求量的评估。

【禁忌证】

1. 三尖瓣、肺动脉瓣狭窄，导管不易通过瓣膜口者。

2. 右心房或右心室有肿物，置入过程中造成肿物脱落、栓塞风险较高者。

3. 严重心律失常。

4. 新近置入起搏导线，置入或拔出导管对起搏导线可造成危害者。

【操作前准备】

1. 治疗车、无菌洞巾、无菌手术衣、无菌帽和口罩、消毒物品、一次性手套、加肝素的生理盐水、利多卡因等。

2. 飘浮导管一套（含气囊充气注射器）及飘浮导管穿刺鞘一套（含18号64 mm长的穿刺针、导引钢丝、静脉扩张器、带有单向活瓣和旁路输液管的经皮穿刺外套鞘管、60 cm长的漂浮导管保护套、三通开关等)。

3. 急救复苏物品:除颤仪、抢救车等。

【操作流程】

1. 物品检查:穿戴无菌手术衣、帽子、口罩、一次性手套,打开漂浮导管和穿刺鞘套装,连接压力管、阀门、活塞和传感器,测试漂浮导管球囊的完整性。

2. 定位、消毒:选择颈内静脉或锁骨下静脉为穿刺点,摆放体位并消毒。具体体位和穿刺方法参照本章第四节。

3. 外套鞘管的置入:放置好穿刺针及导管,将静脉扩张器顺着单向活瓣的方向置入经皮穿刺外套鞘管内备用。使用导管穿刺针穿刺血管,回抽血液确认穿刺针在静脉内,取下注射器,沿针孔迅速置入导引钢丝,深度12~15 cm,取出穿刺针,留导引钢丝在静脉内,用小尖刀沿钢丝切开皮肤以扩大穿刺点,稍分离皮下组织。使用旋转动作沿钢丝将带有静脉扩张器的经皮外套鞘管置入静脉。一旦外套鞘管置入血管内,即拔出静脉扩张器和导引钢丝,并从与其相连的旁路输液管中回抽血液,再次确认鞘管在静脉内,缝合固定鞘管。

4. 漂浮导管的置入:将装上保护套的导管近端部分传递给操作助手,让助手协助将导管传感系统与右心房和肺动脉导管端口连接并显示出压力波形。用生理盐水冲洗远端和近端导管，顺着漂浮导管穿刺外套鞘管的单向活瓣置入漂浮导管。如经颈内静脉途径置管，导管放入20 cm后，气囊注射二氧化碳或过滤空气1.5 mL，在20~25 cm时可见导管进入右心房后的波形。用手继续缓慢推进导管，导管通过三尖瓣进入右心室后，可见压力突然升高、下降支迅速回到零点的右心室波形，再继续向前送管，导管进入肺动脉后，可见收缩压类似右室压、舒张压升高的肺动脉压波形，继续向前推进，可出现无上升支与下降支明显区别的压力波形，即为肺毛细血管嵌压。见到肺毛细血管嵌压后如气囊放气变成肺动脉压，然后气囊再充气又变成肺毛细血管嵌压，则提示漂浮导管的位置满意。

5. 导管的固定与位置确认：记录导管置入的长度，通过缝合将导管固定于皮肤，防止导管移位。用一次性贴膜或无菌敷料保护穿刺部位、防止感染。通过床边胸片确认导管位置，导管尖端不应超过中线位置5 cm。

6. 导管的连接与监测：将CVP测压管连接至压力传感器及监测仪上，可监测CVP；热敏电阻的另一端连接至心输出量测定仪上，可持续监测肺动脉血温并可经CVP测压孔注射一定量的冷生理盐水，用热稀释法测定心输出量，再用以计算其他血流动力学参数。旁路输液管连接液体，按需输入液体并防止导管鞘内血栓形成。

【注意事项】

1. 导管置入后尽快行床边胸片确认导管位置。

2. 每日进行压力监测和球囊充盈膨胀容积监测。

3. 建议每日复查胸片辅助评估导管是否发生移位。

4. 严格进行无菌操作，使用无菌套保护的导管或抗生素涂层导管可以减少感染的风险。对于已经发生的感染，积极抗感染治疗。

5. 轻柔操作，导管尖端进入右心室或肺动脉时避免置入过深，可以减少导管自身打结的风险。对于已经发生的打结，一般沿原路退出即可。

第十一节　脉波轮廓温度稀释连续心排量监测

脉波轮廓温度稀释连续心排量监测技术（即PICCO），是结合经肺热稀释法和动脉脉波轮廓分析法对血流动力学参数进行监测的一种微创技术，为ICU提供了一项新的监测心功能的手段。

【适应证】

1. 血流动力学不稳定,需要持续监测心功能和循环功能者。

2. 各种原因导致的休克的鉴别和管理。

3. 高风险外科手术围术期的监测。

【禁忌证】

PICCO无绝对禁忌证,相对禁忌证如下。

1. 穿刺部位感染不适合进行中心静脉穿刺。

2. 严重凝血功能障碍。

3. 正在接受主动脉球囊反搏治疗。

4. 严重的心脏瓣膜病。

【操作前准备】

1. 物品准备:①压力传感器、注射温度三通套装、输液加压袋;②中心静脉导管(双腔或三腔)、专用的动脉导管、穿刺包;③注射器、生理盐水、纱布、贴膜;④无菌手套、消毒液。

2. 中心静脉置管准备:置管位置首选颈内静脉及锁骨下静脉,具体置管过程参见本章第四节。

3. 动脉热稀释导管置管准备:①置管位置:可以选择股动脉、肱动脉;②导管型号:股动脉16 cm、20 cm、22 cm,肱动脉16 cm、22 cm。置管操作详见本章第五节。

【操作步骤】

1. 组件连接：参照图8-3进行连接。

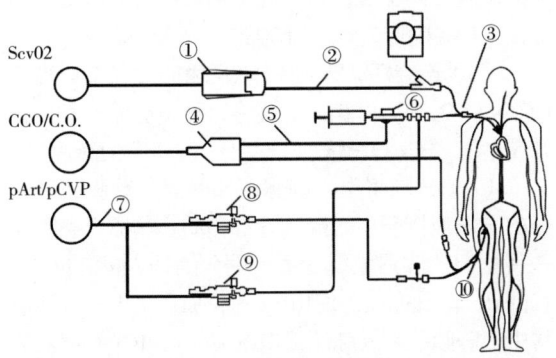

①光学模块；②CeVOX（中心静脉氧饱和度）光纤探头；③中心静脉导管；④温度接口电缆；⑤注射液温度探头电缆；⑥注射液温度传感器；⑦中心静脉压和动脉压接口电缆；⑧动脉压传感器；⑨中心静脉压传感器；⑩动脉热稀释插管

图8-3　PICCO组件

2. 测量步骤：

（1）安放动脉热稀释插管。

（2）安放中心静脉插管。

（3）将注射液温度传感器与中心静脉导管相连。

（4）将CCO（成人和儿童连续心排量）/C.O.（成人心排量）接口电缆插入PICCO模块，并将注射液温度传感器探头及动脉热稀释插管的血温传感器接头与温度接口电缆相连接。

（5）连接好动脉热稀释插管和温度接口电缆到CCO/C.O.接口后，监护仪将自动识别导管类型，并显示在"CCO设置"→"导管类型"处。

（6）分别将中心静脉压传感器和动脉压传感器的一端连接到中心静脉导管和动脉热稀释插管，并将压力传感器电缆的另一端分别插入标有pCVP和pArt（动脉血压）的IBP（有创血压）电缆，然后将中心静脉压和动脉压接口电缆插入PICCO模块的pArt/pCVP接口。

（7）输入患者信息：通过"C.O.测量界面"→"设置"→"CCO设置>>"或"主菜单"→"测量设置"→"CCO设置>>"进入"CCO设置"菜单进行患者信息的设定。

（8）设置注射液体积：进入"CCO设置"菜单，在"CCO设置"菜单中"注射液体积"处选择注射液体积。若不设置此处，则系统取默认值：成人注射液体积默认值为15 mL，儿童默认为10 mL。

（9）设置测量模式：在"CCO设置"菜单中将"C.O.测量"设置为"自动"或"手动"。

3. PICCO/C.O. 的测量及校准：

测量准备就绪后，参照以下步骤进行C.O.测量。

（1）打开"PICCO测量"菜单。

（2）选择"开始"按钮，当出现"注射××mL！"提示信息以及提示音时，立刻对患者进行快速液体注射，C.O.测量窗口中将实时显示热稀释曲线。每次测量结束后，其测量结果将显示在历史测量窗口中。需要等待一定时间，才能重复本步骤，开始下一次测量。

（3）完成多次测量后，在历史测量窗口中根据需要选择多个测量曲线，系统将根据在历史测量显示区勾选的测量结果自动计算和显示C.O.和C.I.（心排血指数）的平均值，并进行自动校准。

【注意事项】

1. PICCO动脉导管可放置5～10天。

2. 抗凝：股动脉血流速度快，不易形成血栓，凝血功能正常者可将3 000 U肝素加入500 mL生理盐水，加压袋300 mmHg的压力；凝血功能差者则无须肝素抗凝。

3. 注意观察肢体的血运状态，定期测量下肢的周径。

4. 预防穿刺部位感染，定期更换敷料。

参考文献

[1] 左俊岭. 临床医疗操作掌中宝[M]. 广州：广东科技出版社，2005.

[2] 黄选兆，汪吉宝，孔维佳. 实用耳鼻咽喉头颈外科学[M]. 2版. 北京：人民卫生出版社，2007.

[3] ERIC F R, ROBERT R S. 急诊操作规程图解[M]. 北京：中国医药科技出版社，2010.

[4] 中华医学会. 临床技术操作规范：重症医学分册[M]. 北京：人民军医出版社，2013.